MÉMOIRE ET RAPPORTS

SUR

LES FUMIGATIONS SULFUREUSES

APPLIQUÉES AU TRAITEMENT

DES AFFECTIONS CUTANÉES

ET DE PLUSIEURS AUTRES MALADIES;

PAR J. C. GALÉS,

DOCTEUR EN MÉDECINE DE LA FACULTÉ DE PARIS, MEMBRE CORRESPONDANT DE LA SOCIÉTÉ DE TOULOUSE, &c

IMPRIMÉS PAR ORDRE DU GOUVERNEMENT.

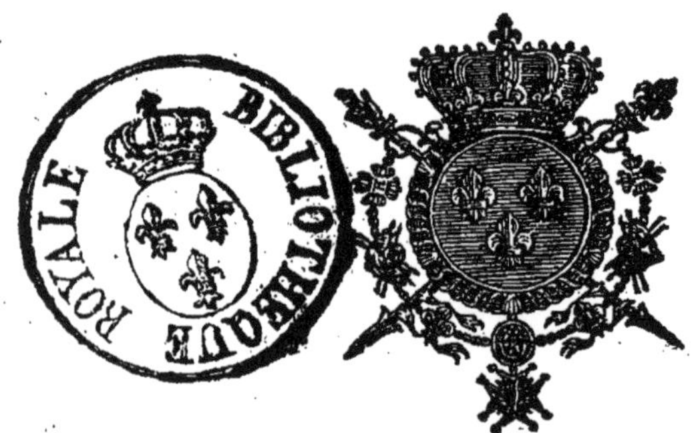

DE L'IMPRIMERIE ROYALE.

A PARIS,

Chez l'AUTEUR, rue Saint-Anne, vis-à-vis de la rue Chabannais, n.° 59.

1816.

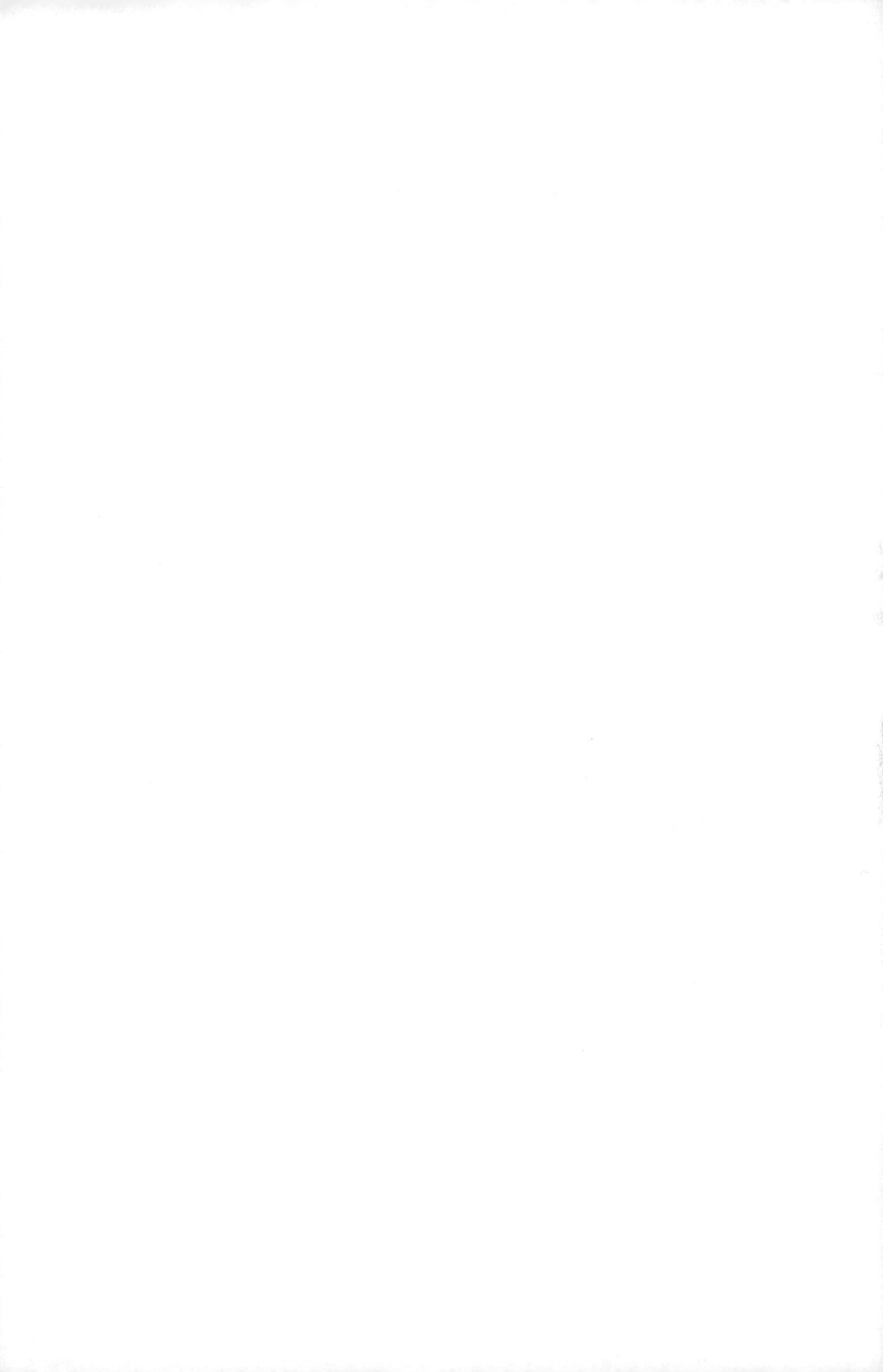

A SON EXCELLENCE Monseigneur LE DUC DE RICHELIEU, Pair de France, Ministre Secrétaire d'état au département des affaires étrangères, Président du Conseil des Ministres, premier Gentilhomme de la chambre du Roi.

MONSEIGNEUR,

Vous avez visité l'hôpital Saint-Louis et l'hôtel Jabach ; vous y avez vu traiter les maladies de la peau et d'autres affections, par le moyen des fumigations sulfureuses. Vous vous êtes intéressé à ce traitement, que vous avez voulu connaître en détail ; vous désiriez alors avoir les dessins des appareils, et ceux des maladies, faits d'après nature.

J'ai soumis depuis à Votre Excellence les observations que j'ai faites pendant plusieurs années ; j'ai l'honneur de lui faire hommage du Recueil de ces observations, qu'elle a eu la bonté de me permettre de lui dédier.

Je suis avec respect,

Monseigneur,

De Votre Excellence,

Le très-humble et très-obéissant serviteur,

GALÉS.

MÉMOIRE
ET RAPPORTS
SUR
LES FUMIGATIONS SULFUREUSES.

MÉMOIRE.

DES FUMIGATIONS SULFUREUSES
APPLIQUÉES AU TRAITEMENT DES AFFECTIONS CUTANÉES ET DE PLUSIEURS AUTRES MALADIES.

L'EMPLOI de la vapeur résultant de la combustion du soufre est un moyen thérapeutique qu'un grand nombre d'expériences pratiquées sous les yeux de praticiens distingués de la capitale, a fait reconnaître comme un des plus efficaces contre les affections chroniques de la peau, telles que la gale, le prurigo, les dartres, la teigne, &c.; on l'a appliqué aussi, avec une utilité remarquable, contre d'autres maladies tout aussi souvent rebelles aux ressources de l'art, comme les rhumatismes anciens, la goutte atonique, la paralysie, les scrofules, les engorgemens des glandes du sein, ceux des ganglions lymphatiques et des articulations. Les succès obtenus par cette méthode de traitement ont été rendus encore plus certains par le laps de temps qui s'est écoulé depuis la guérison des malades.

Principes théoriques sur lesquels est fondé le traitement de la Gale.

Des circonstances favorables m'ont permis de m'occuper depuis long-temps des affections de la peau. Placé dès 1792 dans les différens hôpitaux de Paris, je pus voir beaucoup de ces maladies : attaché depuis treize ans à l'hôpital Saint-Louis, où elles se trouvent en très-grand nombre, j'ai pu encore les observer plus exactement.

Parmi ces maladies, la gale fixa d'abord mon attention : je cherchai à en bien connaître la cause (1); je vérifiai les observations microscopiques des entomologistes; je retrouvai dans les pustules galeuses le ciron, *acarus scabiei*, qu'ils avaient indiqué comme producteur de l'éruption psorique, et son existence me parut aussi avérée que le point d'histoire naturelle le mieux connu. Cette conviction fut partagée par une foule de témoins, parmi lesquels je puis citer presque tous MM. les professeurs de la faculté de médecine et plusieurs savans naturalistes de Paris (2).

L'étiologie de la gale établie par ce fait m'éclaira sur tous les phénomènes de cette maladie; en reconnaissant l'acarus comme une de ses causes principales, je dus aussi la séparer de plusieurs autres éruptions qui lui ressemblent plus ou moins par leur aspect, mais qui en diffèrent toutes essentiellement par leur caractère non contagieux et les circonstances qui les ont déterminées. La distinction entre les affections psoriques et les affections psoriformes me parut donc fondée sur une théorie exacte.

Pour avoir une preuve plus convaincante encore que la gale est produite par l'insecte observé dans les pustules, je tentai la transmission de cette maladie, par l'application des cirons vivans sur l'épiderme. Je fis la première tentative sur moi; mais je ne poursuivis pas l'essai au-delà d'une première éruption (3). Je le répétai sur trois enfans; bientôt

(1) Mes premiers travaux furent encouragés par M. le baron Dubois, professeur à la faculté de médecine, qui, plus d'une fois, m'engagea à m'occuper de la gale, maladie sur laquelle il restait, selon cet habile praticien, beaucoup à faire.

(2) Voyez *Essai sur la gale*, brochure *in-4.°*, avec figures, à Paris, chez Méquignon l'aîné, père, rue de l'École de médecine, page 19 *et suivantes*.

(3) *Essai sur la gale*, page 25.

ils furent couverts de gale : je les mis ensuite en contact avec trois autres enfans sains, qui gagnèrent la contagion, laquelle présenta chez eux le même développement et les mêmes progrès que chez les premiers. Cette expérience fut faite devant M. Duchanoy, administrateur des hospices, chargé spécialement du service de santé, MM. les médecin et chirurgien en chef de l'hôpital Saint-Louis ; MM. Leroux, doyen de la faculté de médecine de Paris ; Villars, doyen de celle de Strasbourg ; MM. les professeurs Pelletan, Thillaye, Petit-Radel, Dumeril, Dupuytren ; MM. Bosc, Olivier, la Treille, Patrix ; enfin devant M. le professeur Pinel, toujours prêt à donner l'exemple d'un zèle infatigable dans la recherche du vrai, et sur l'invitation duquel je conduisis ces enfans au cabinet de physique de l'école, où il a lui-même exploré les pustules dont ils étaient couverts, et observé, conjointement avec M. Thillaye fils et moi, les cirons que nous y avons trouvés.

Cette expérience peut prouver que la transmission de la gale se fait souvent, je n'oserais dire toujours, par le transport des cirons vivans sur l'épiderme ; elle résout la question, si souvent proposée, de savoir si la présence de l'insecte est la cause ou l'effet de la maladie ; elle explique pourquoi ont échoué ceux qui ont tenté d'inoculer la gale avec le pus des boutons en maturité qui ne recèlent pas toujours des insectes ; enfin, elle doit au moins faire douter de l'existence d'un virus psorique particulier.

Ces notions de la gale en indiquent le traitement : c'est une affection ordinairement locale, qui requiert l'emploi des médicamens extérieurs ; c'est là le moyen sûr de détruire l'insecte qui la produit.

D'après ces principes théoriques et d'observations, mon but, pour le traitement de la gale, était donc de chercher à détruire l'insecte qui occasionne la gale. Mon procédé devait être prompt, sans danger et toujours certain. Le soufre, regardé depuis long-temps comme le moyen le plus efficace pour la guérison des maladies de la peau et particulièrement de la gale, présentait, dans les diverses manières de l'administrer, des inconvéniens. La longueur du traitement, la malpropreté qui l'accompagnait et amenait souvent d'autres affections cutanées, et qui, dans les hôpitaux, occasionnait de grandes dépenses par rapport au linge; enfin son usage quelquefois sans heureux résultat, avaient engagé les médecins à chercher ou d'autres médicamens plus convenables que ce minéral, ou une manière plus avantageuse de l'employer : de là cette multitude de moyens externes tour à tour proposés et rejetés.

Le soufre, quel que soit le mode de l'appliquer pour guérir la gale, ne doit sa propriété antipsorique qu'aux effets meurtriers qu'il a sur les insectes (1), effets qui ne sont jamais plus certains que lorsque ce minéral est porté à l'état d'acide volatil, ou à celui d'une extrême division : une expérience que j'ai répétée un très-grand nombre de fois, m'en a donné la preuve. En exposant les cirons de la gale à la vapeur du soufre en combustion ou seulement élevée par un modique degré de chaleur, je les voyais périr subitement. C'est en comparant, par cette observation, la propriété éprouvée de ce médicament avec la vraie théorie de l'affection psorique; c'est à l'aspect de la soufrière mise en usage dans les hôpitaux pour désinfecter les hardes des galeux, que je conçus la première idée d'employer la vapeur sulfureuse pour le traitement de la gale. Je proposai, de bonne foi, ce procédé comme nouveau : les recherches que j'ai faites depuis m'en ont fait trouver la trace dans les ouvrages de quelques médecins, entre autres dans ceux de Franck (2).

(1) Voyez le *Rapport du jury*, page 6.

(2) *Epitome prælecta de cur. homin. morbis*; cap. *Psora*. Loin de regretter l'honneur de la priorité, je me félicite au contraire d'avoir, parmi mes devanciers, plus d'une autorité respectable pour appui : elles contribueront sans doute à concilier à mes expériences l'attention dont je les crois dignes. Cette satisfaction est plus que suffisante pour celui qui trouve sa première récompense dans ses intentions, et qui a la conviction du bien qu'il propose.

Emploi des Fumigations sulfureuses par la Bassinoire.

Je m'occupai donc de chercher un moyen par lequel je pusse entourer le corps des galeux d'une atmosphère de vapeurs sulfureuses : l'appareil fumigatoire dont je me servis lorsque je fis mes premières expériences, se réduisait à l'emploi d'une bassinoire contenant du feu, sur lequel on projetait du soufre ; on la promenait ensuite dans le lit des malades, que l'on avait soin de bien calfeutrer lorsqu'ils étaient couchés. Je commençai à administrer ainsi les fumigations sulfureuses dans le mois d'août 1812 ; de cette époque jusqu'au 1.er mars 1813, je fumigeai à l'hôpital Saint-Louis trois cent trente-cinq malades. MM. les docteurs Manry, Fayette et Troccon, tinrent des notes exactes et circonstanciées de mes expériences, et en dressèrent des tableaux qui furent certifiés par MM. de Laporte et Ruffin, médecin et chirurgien en chef de l'hôpital, et par M. l'administrateur Duchanoy. Ces tableaux constatent que les galeux ont obtenu une guérison prompte et facile par le seul moyen de ces fumigations. M. Bailly, agent de surveillance de Saint-Louis, a certifié, par une pièce authentique (1), que, sur trois cent trente-cinq galeux, il n'en est rentré qu'un seul à l'hôpital, cinq mois après son traitement. On n'a pu savoir si la gale était due à une seconde contagion ou à une récidive de la première.

Cependant, quoique j'eusse retiré d'aussi grands avantages des fumigations sulfureuses par l'emploi de la bassinoire, je lui trouvai des imperfections. Quelquefois des négligences en l'employant retardaient la guérison des malades ; j'avais déjà eu des exemples que l'action trop concentrée de la vapeur altérait aussi les draps dans lesquels étaient enveloppés les malades. Cette méthode exigeait encore une grande surveillance de la part des préposés, de la bonne volonté,

(1) *Voyez* les Pièces justificatives, n.o 1.

non-seulement dans les gens de service, mais sur-tout dans les malades, concours quelquefois plus aisé à obtenir des premiers que des seconds (1).

Emploi des Fumigations sulfureuses par la Boîte fumigatoire.

Pour obvier aux inconvéniens de la bassinoire, je fis construire une espèce de baignoire ou boîte fumigatoire qui a reçu par la suite des modifications telles que ce moyen laisse peu à desirer. Déjà Glauber avait proposé, dans son ouvrage intitulé *Furni novi philosophici, &c.*, pars III, pag. 48, un appareil propre à donner des bains secs; la défectuosité de sa construction avait sans doute empêché qu'on ne le mît en usage. Le moyen de dégager en vapeurs les substances médicamenteuses est absolument isolé de celui qui doit entretenir la chaleur dans l'appareil et provoquer les sueurs: la partie qui doit contenir les substances est close; on ne peut diminuer ou augmenter subitement l'évaporation sans être obligé de démonter la cornue où elle se fait. Le calorique ne provient point de la combustion du médicament, il est entretenu dans la boîte par une lampe

(1) Si, parmi les galeux traités à Saint-Louis, la plupart sont des artisans laborieux qui soupirent après le moment d'être rendus à leurs travaux, il en est beaucoup d'autres qui redoutent une cure très-prompte. La misère en réduit plusieurs à regarder l'hopital comme un lieu de refuge momentané, comme un pis-aller dans l'extrême détresse: pour y prolonger leur séjour, ils cherchent à retarder leur guérison. On en a surpris qui, la veille de leur sortie, se couchaient avec des galeux nouvellement arrivés, pour gagner de nouveau la contagion. Cette circonstance me fournit l'occasion d'observer que la vertu préservative des fumigations persévère quelque temps après la cure. D'autres s'étudient à simuler la gale, en déterminant de petites ulcérations par des piqûres d'aiguilles rougies à la flamme d'une chandelle; manœuvre qu'ils pratiquent sur eux-mêmes, et aussi sur d'autres pour une légère rétribution. Quelques-uns, à peine sortis de l'hôpital, ont recours à un semblable artifice pour en imposer à MM. les examinateurs du bureau central d'admission et en obtenir leur rentrée; ruses punissables, si l'extrême malheur, quelle qu'en soit la cause, ne méritait pas quelque pitié: *res est sacra miser.*

qui y brûle. On peut juger combien cela est préjudiciable, puisque à chaque instant il faut ouvrir la baignoire pour allumer la lampe, qui doit souvent s'éteindre, tant par la rareté de l'oxigène, que par la présence d'une assez grande quantité de gaz azote qui se trouve dans l'appareil. La vapeur ne peut point se répandre uniformément sur tout l'individu, parce qu'il n'existe pas de courant d'air qui la rende expansible; elle doit, sans nul doute, rester au fond de l'appareil.

Celui que j'ai fait construire est de mon invention; en l'imaginant, j'ai cherché à allier les règles de la physique à celles de la chimie. Par ma méthode, le soufre est volatilisé par la chaleur et s'introduit ainsi dans la boîte en même temps que le calorique; la vapeur sulfureuse se porte uniformément sur tout le corps, la face seule en est à l'abri; la température est presque égale dans tout l'appareil; n'étant point obligé de l'ouvrir, pour entretenir le foyer de chaleur, on n'a point à craindre le refroidissement du malade.

Expériences faites par ordre du Conseil général des Hôpitaux. — Nomination d'un Jury médical.

Les heureux résultats que j'obtins de mon procédé fixèrent encore plus particulièrement l'attention des gens de l'art et celle des administrateurs chargés de la surveillance de l'hôpital Saint-Louis. M. le docteur Duchanoy, après avoir suivi mes essais pendant plusieurs mois avec la plus grande assiduité, resta convaincu des avantages de ma méthode pour la guérison de la gale; il résolut de les faire authentiquement constater; et, le 21 octobre 1813, il prit une décision en vertu de laquelle il fut fait des expériences de ce procédé comparativement avec les autres procédés en usage : il fut reconnu que les fumigations sulfureuses avaient la supériorité. Les procès-verbaux de ces expériences, dressés par les médecins chargés de les suivre, furent journellement mis sous les yeux de M. Mourgue, membre du conseil général de l'administration des hospices civils, et spécialement chargé de la surveillance de l'hôpital Saint-Louis. Une maladie grave empêcha ce vigilant administrateur d'être présent aux délibérations du conseil général ; mais ses longues souffrances ne purent diminuer le zèle qu'il a toujours porté dans l'exercice de ses fonctions, ni la sollicitude qu'il prend aux intérêts du pauvre. Dans une lettre à ses collègues assemblés, il proposa, le 17 mars 1813, de nommer un jury médical spécial pour constater, par de nouvelles expériences, les effets du traitement de la gale par les fumigations sulfureuses, tel que j'y procédais à l'hôpital Saint-Louis. Il indiqua dans la même lettre pour membres de ce jury, des gens de l'art dont le nom seul emporte l'idée d'un profond savoir et d'une sévère impartialité (1). La proposition et la désignation faites par M. Mourgue furent le même jour consacrées par un arrêté du conseil général, qui ordonna que, toutes les semaines, six galeux seraient envoyés à l'hôpital Saint-Louis par les membres du bureau central, après en avoir dressé procès-verbal (2). Il décida que le rapport du jury serait remis à l'administration pour statuer ce qu'il appartiendrait.

Les observations faites par le jury commencèrent le 1.er avril 1813 et finirent le 18 mai de la même année.

Le dépouillement des procès-verbaux, fait par le docteur Tartra, secrétaire et rapporteur du jury, fournit les matériaux du rapport présenté par la commission au conseil général des hôpitaux, avec la série des observations individuelles des malades soumis aux expériences.

M. Mourgue fit, le 8 juin 1813, un rapport au conseil des hôpitaux sur les travaux du jury (3). D'après les conclu-

---

(1) MM. le chevalier Pinel, membre de l'institut, médecin en chef de l'hospice de la Salpêtrière, professeur à la faculté de médecine ; le baron Dubois, professeur à la même faculté ; Esparon, premier médecin du troisième dispensaire ; Tartra, premier chirurgien du premier dispensaire ; Bouillon-la-Grange, docteur en médecine, professeur de chimie.

(2) *Voyez* les Pièces justificatives n.° 2.

(3) *Ibid.* n.° 3.

sions de cet administrateur, approuvées par le conseil, un exemplaire des procès-verbaux, constatant les expériences, fut déposé dans les archives de l'administration pour être soumis à la connaissance de tous les membres ; un autre exemplaire fut adressé au préfet de la Seine, avec invitation de le transmettre à son Exc. le ministre de l'intérieur, afin de donner la plus grande publicité à une méthode reconnue intéressante, tant par sa grande efficacité, que par l'économie du temps et celle des dépenses : il fut ordonné en outre qu'il serait établi à l'hôpital Saint-Louis douze appareils pour le traitement externe de la gale par les fumigations sulfureuses.

Le conseil général daigna, par l'organe de son vice-président, me témoigner sa satisfaction (1). M. le préfet du département de la Seine transmit, par sa lettre d'envoi du 18 juin 1813 (2), toutes les pièces du rapport du jury à son Exc. le ministre de l'intérieur, qui les renvoya à la faculté de médecine de Paris, en l'engageant à apporter la plus grande attention à cet objet, qui lui paraissait offrir un grand intérêt.

La faculté de médecine, déjà chargée de l'examen de plusieurs autres procédés pour la guérison de la gale, et de faire des expériences comparatives afin de désigner ceux qui méritent la préférence, s'occupa aussi des fumigations sulfureuses : elle nomma une commission prise dans son sein, composée de MM. Leroux, doyen de la faculté, Percy, Dubois, Richerand et Dupuytren, professeurs, pour accomplir ce travail ; mais la difficulté des circonstances a beaucoup retardé ses recherches, et son rapport n'a pu paraître que le 31 août 1815.

---

(1) *Voyez* les Pièces justificatives, n.° 4.

(2) *Idid.* n.° 5.

(3) *Ibid.* n.° 6.

Emploi des Fumigations sulfureuses contre diverses maladies.

Parmi le grand nombre de galeux qui furent soumis aux fumigations sulfureuses, pendant que le jury en observait les effets, il s'en trouva chez qui la gale était compliquée de dartres, de prurigo, de teigne, de pustules siphilitiques ou de douleurs rhumatismales &c. préexistans. L'assiduité avec laquelle je suivis le cours du traitement, l'exactitude que je mis à en recueillir les moindres circonstances, ne purent manquer de me faire remarquer l'impression favorable que les fumigations produisaient sur ces affections plus graves que la gale elle-même. A la fin du traitement, quelques-unes de ces maladies se trouvèrent radicalement guéries; d'autres étaient en voie manifeste de guérison; dans presque toutes les autres il y avait un amendement notable: il ne me restait plus qu'un pas à faire, celui d'appliquer les mêmes fumigations sulfureuses à ces diverses affections isolées et dégagées de toute complication. Je le fis; et comme on le verra par une série d'observations assez nombreuses et constatées par des médecins d'un grand mérite et dignes de foi, le succès a passé mes espérances.

Quoique je dusse au hasard, plus qu'au raisonnement, l'extension que j'ai donnée à l'usage de ma méthode pour traiter d'autres maladies, cependant les analogies tirées de l'observation me semblèrent indiquer les fumigations sulfureuses, de préférence à tous les médicamens conseillés jusqu'alors, contre les dartres et les psoriases chroniques.

En effet, on sait que les dartreux et les prurigineux reçoivent un soulagement marqué d'un surcroît de transpiration sensible. De plus, dans les dartres, il y a toujours perte de ton du tissu cutané, et les médicamens antidartreux extérieurs sont tous irritans (1); le soufre est lui-même un excitant

(1) Les plus grands praticiens regardent l'application d'un vésicatoire sur

assez énergique : or, cette double propriété de médicament sudorifique et stimulant, n'est-elle pas réunie à un très-haut degré dans le minéral volatilisé ? N'y est-elle pas très-bien favorisée par la grande diffusibilité du soufre et la facilité avec laquelle on peut le porter à une extrême division ? N'est-ce pas par ces deux propriétés que l'on peut expliquer la guérison de plusieurs paralytiques qui ont été soumis aux fumigations sulfureuses (1) ?

Ces considérations suffiraient, il me semble, pour justifier l'essai que j'ai fait d'appliquer les fumigations au traitement des maladies herpétiques, prurigineuses et autres : expérience, au reste, à laquelle je me suis livré avec d'autant plus de sécurité, que ces sortes de tentatives n'ont pas, dans les maladies chroniques, les mêmes inconvéniens que dans les maladies aiguës, où il est le plus souvent aussi important de considérer l'à-propos que la qualité du remède. Je pouvais donc me croire à l'abri, non-seulement de toute accusation de témérité, mais même du reproche auquel s'exposent les praticiens qui, après avoir mis en crédit un traitement rationnel, en étendent empiriquement l'application, sans autre motif que la prédilection qui naît de la paternité.

Cependant, pour éviter davantage ce penchant à vouloir trop faire qu'amènent souvent des réussites inattendues, je m'entourai des conseils de médecins distingués, et dont l'esprit toujours inébranlable aux illusions de la nouveauté devait m'arracher de celles que le mien pouvait enfanter : quel-

---

la dartre elle-même comme le moyen curatif le plus puissant et le plus sûr. *Voyez* Richerand, *Nosographie chirurgicale ;* chap. *Ulcères dartreux.*

(1) Le nombre assez grand de paralytiques qui ont été soumis aux fumigations sulfureuses depuis la composition de ce Mémoire, m'a donné lieu d'observer qu'aux premières fumigations, les malades éprouvent souvent des douleurs assez vives, passagères, dans les membres frappés de paralysie ; souvent aussi ces douleurs sont précédées ou suivies de commotions semblables à celles que l'on détermine par le galvanisme ou par l'usage de l'extrait de noix vomique, nouveau moyen que l'on a proposé pour la guérison de la paralysie.

ques-uns ont été mes maîtres, je ne l'avais point oublié ; je reçus encore leurs leçons : je ne soumettais aux fumigations la plupart des malades que lorsqu'ils le jugeaient convenable ; c'est ainsi que je veux constamment agir. Élève de la faculté de médecine de Paris, c'est dans son sein que je veux toujours puiser des lumières ; c'est son appui que j'ambitionne, si mes travaux lui paraissent pouvoir me le mériter.

Encouragé par cette espérance et par les avantages déjà reconnus de ma méthode, je fondai, dans le mois de juillet 1813, rue Saint-Martin, un établissement pour l'administration des fumigations : l'affluence des malades me le fit ensuite transporter à l'hôtel Jabach, rue Saint-Méry, où je pus établir un plus grand nombre d'appareils. M. le Roux, doyen de la faculté de médecine, et M. Hallé, professeur, ont suivi avec exactitude tous les malades qui y recevaient des soins. M. le professeur Dubois m'a envoyé beaucoup de personnes affectées de dartres ; d'autres médecins ont fréquenté et fréquentent encore mon établissement (1) ; ils y ont vu des cures quelquefois remarquables que j'y ai obtenues. Tous ces praticiens m'ont adressé des malades galeux, dartreux, rhumatisans, goutteux, paralytiques ; la plupart ont suivi leurs malades et les progrès de leur guérison ; ils ont pu être certains combien elle était assurée, soit par le temps écoulé depuis la cessation de tout traitement, soit par la santé florissante et nullement interrompue dont ils ont vu depuis jouir leurs malades.

Avantages du traitement par les Fumigations sulfureuses sous le rapport médical.

Les avantages du traitement par les fumigations sulfureuses

---

(1) Parmi eux, je nommerai M. Duchanoy, MM. les professeurs Chaussier et Duméril ; MM. Menuret, Pasquier, Geoffroy, Lucas, Recamier, Landré-Beauvais, Demangeon, Gueneau de Mussy, Bayle, Fouquier, Lerminier, Itard, Bouillon-Lagrange, Montègre, Gastellier, Tartra, Beclard, Capuron, Berthomieux, Boulay, Manry, Ruillier, Chardel, Patrix la Roche, &c. &c.

peuvent être envisagés sous le rapport médical et sous le rapport administratif.

L'efficacité antipsorique des fumigations sulfureuses ne peut avoir de contradicteurs ; ce ne serait pas avec plus de raison qu'on en contesterait la bénignité. Ceux qui pourraient croire ce traitement sujet à des accidens concomitans ou consécutifs, doivent être rassurés par l'expérience. J'ai déjà traité et guéri de cette manière à l'hôpital Saint-Louis un très-grand nombre de galeux ; beaucoup l'ont été par la bassinoire, pas un seul n'a été incommodé par la vapeur du soufre ; ni moi, ni les gens de service, constamment exposés à son impression, n'en avons ressenti des effets fâcheux. L'odeur qui régnait dans les salles était moins forte et moins nauséabonde que celle des salles où les malades sont traités par l'onguent soufré ; elles sont pourtant situées au rez-de-chaussée, basses et voûtées ; les lits y sont placés très-près les uns des autres. Elles ont offert l'exemple de deux phthisiques, un au premier, l'autre au second degré, qui y ont été couchés pendant quelques mois, sans que leur état soit devenu pire.

Quant aux accidens présumés consécutifs à la trop brusque suppression de la gale et des autres affections cutanées, ils sont réellement bien moins à craindre que ceux qui peuvent résulter de l'altération du tissu et des fonctions de la peau. Ces accidens pourraient être cependant présumables dans les sujets chez lesquels la maladie détermine un grand afflux de sérosité à la peau ; s'ils sont réels, ils sont suffisamment prévenus par le surcroît de transpiration sensible qu'excitent les fumigations. Je me suis assuré, par une observation constante et assidue et par le témoignage réitéré des malades, que ces sueurs diminuent d'elles-mêmes, en même temps et en suivant la même progression que la maladie. La lenteur de la guérison des affections herpétiques doit aussi rassurer généralement sur les craintes de métastase d'une humeur quelconque sur un organe essentiel ; les observations qui font suite à ce mémoire sont une preuve de ce que j'avance ;

preuve qui peut aussi être appuyée par le témoignage de tous les médecins qui ont assisté au traitement par les fumigations sulfureuses.

Un des grands avantages retirés encore des fumigations, c'est d'éloigner dans beaucoup de circonstances l'emploi d'un grand nombre de moyens pharmaceutiques dont les vertus sont incertaines et souvent sans effet salutaire. Dans le traitement des dartres, qu'elles soient héréditaires ou idiopathiques, on n'administre pour médicamens internes que des boissons au goût des malades; les fumigations suffisent seules pour les guérir, et la guérison est bien plus sûre. Lorsque ces maladies herpétiques sont entées sur des affections vénériennes, les fumigations, même portées à un grand nombre, ne les guérissent pas en entier, mais elles disposent l'économie à ressentir promptement l'influence du mercure que l'on administre après leur usage. Des observations étayent ce point de pratique. Des malades portaient depuis long-temps des dartres qui avaient succédé à une siphilis ancienne : on employa d'abord contre elles les anti-dartreux ordinaires; on ne put les guérir : remontant à leur cause, on eut recours au mercure; il fut administré par des mains habiles, à des époques éloignées les unes des autres et à des doses assez élevées, sans en obtenir aucun avantage; au contraire, les dartres prirent un caractère plus tenace et des symptômes plus alarmans : on soumit les malades aux fumigations sulfureuses; on n'obtint pas de succès complet : on revint de suite au traitement mercuriel; la cure fut alors d'une promptitude d'autant plus étonnante, que l'ancienneté de la maladie ne devait pas la laisser espérer de sitôt.

Le traitement de la goutte (1), du rhumatisme, de la

(1) Pour le traitement de la goutte et du rhumatisme, il est très-essentiel de distinguer si ces affections sont chroniques ou aiguës; parce que, suivant ces deux états, les fumigations sulfureuses peuvent être avantageuses ou inutiles, ou même nuisibles, et doivent être remplacées alors par d'autres fumigations dont le caractère de la maladie indique l'emploi.

paralysie, n'exige que l'emploi des fumigations; celui des scrofules demande l'association des amers et l'application des règles de l'hygiène convenables en ce cas.

Les engorgemens des glandes lactées, des ganglions lymphatiques, ceux des articulations, se guérissent sans aucun autre moyen que les fumigations; seulement on dirige contre ces parties affectées, au moment où le malade est fumigé, une colonne de vapeurs sulfureuses au moyen d'un conduit particulier, et l'on résout ainsi ces engorgemens comme par le secours de la douche. Cependant, il peut survenir quelquefois, pendant le traitement des maladies qui n'exigent ordinairement que l'usage des fumigations sulfureuses, des accidens étrangers à ces affections qui demandent l'emploi de médicamens internes que le médecin seul peut prescrire, parce qu'il peut seul juger quels sont ceux qui conviennent à ces complications.

Considéré sous le rapport médical, le traitement par les fumigations sulfureuses réunit donc les deux qualités essentielles, l'efficacité et l'innocuité.

Effets des Vapeurs sulfureuses sur les malades qui y sont soumis.

Le gaz sulfureux, par son extrême diffusibilité, est promptement absorbé : déjà des expériences que le temps n'a pu permettre d'achever, et que la nécessité de les rectifier empêche de publier encore, prouve que ce gaz est abondamment perçu par les malades. Son action paraît réveiller les propriétés toniques de la peau, donner un nouveau jeu à la perspiration cutanée, accroître l'énergie du tissu cellulaire, changer le mode de sensibilité du système lymphatique et lui imprimer une excitation permanente, et par-là faciliter le cours de la lymphe; son action agit aussi et assez activement sur le système circulatoire sanguin.

Tous les phénomènes qui se présentent chez les malades soumis aux fumigations sulfureuses, s'observent lorsque le sujet est dans l'appareil; et lorsqu'il en est sorti, leur intensité varie suivant le degré de chaleur à laquelle le malade est exposé.

Les premiers de ces phénomènes dépendent d'une excitation donnée à toute l'économie. La face devient rouge, animée, les yeux brillans, les artères temporales battent avec violence. Un moment après que le malade est dans l'appareil, le pouls se développe, il devient ensuite accéléré, fréquent; sa vîtesse varie cependant suivant les tempéramens: ainsi, tel individu d'une complexion sanguine, chez lequel on compte, dans l'état ordinaire, soixante-dix pulsations par minute, en offre, lorsqu'il est exposé aux fumigations, de cent dix à cent quinze; celui qui est doué d'un tempérament lymphatique, chez lequel on trouve habituellement soixante pulsations par minute, en offre de quatre-vingt-dix à cent cinq. La soif se fait assez ordinairement sentir, la sueur coule en abondance et à grosses gouttes : cependant cette grande transpiration n'affaiblit pas autant qu'on pourrait le croire; l'observation de madame de S...... en est une preuve (1).

Lorsque le malade est sorti de l'appareil, on observe que sa peau est colorée d'un rouge vif, les papilles en sont fortement érigées; on voit sur les plaques des dartres suppurantes, et sur les boutons de gale, de grosses gouttes d'une humeur visqueuse, gluante; sur celles des dartres squammeuses sèches, une sérosité semblable à une légère rosée.

Lorsque le malade est couché, à l'excitation générale succède bientôt une espèce d'affaissement agréable, un bien-être indicible; le pouls se calme et le sommeil remplace les démangeaisons ou les douleurs. Quelquefois cet état ne survient pas de suite (et c'est sur-tout dans les pre-

(1) Voyez l'*Observation 15.e* parmi celles qu'a recueillies M. la Roche.

mières fumigations); il est précédé par des sueurs qui se renouvellent ou qui ne font que de se développer.

Les vapeurs sulfureuses, en excitant la peau, semblent agir par cette voie d'une manière sympathique sur l'appareil digestif et en accroître l'énergie : presque toujours l'appétit est augmenté; et c'est sans doute à cette facilité qu'ont les malades de digérer une plus grande quantité d'alimens, qu'est dû le peu de faiblesse que devrait amener une déperdition copieuse de sueurs. Quelquefois cependant on observe des symptômes d'embarras gastrique, mais qui cèdent bientôt à l'usage des délayans et d'un vomitif.

L'action des fumigations sulfureuses sur les parties génitales de la femme est de produire sur la membrane muqueuse qui les tapisse une astriction assez grande.

Les propriétés toniques des vapeurs sulfureuses influent également sur les muscles; elles procurent à plusieurs parties du corps une activité très-grande et un tel besoin de s'exercer, que les malades ne peuvent s'empêcher d'agir.

Avantages des Fumigations sulfureuses sous le rapport administratif.

C'est sur-tout au médecin qui pratique dans les hôpitaux qu'il importe de ne pas être étranger aux détails économiques et de pouvoir seconder les vues des administrateurs chargés des intérêts du pauvre. Pour avoir une idée exacte de la réduction des dépenses qui résultent du traitement de la gale, des dartres et des psoriases chroniques, par les fumigations sulfureuses, admis dans les hôpitaux exclusivement à tout autre, il suffit de comparer le coût de ce procédé avec celui des autres procédés en usage.

D'après les expériences faites officiellememt et comparativement, en décembre 1813 et janvier 1814, par MM. Leroux, Percy, Richerand et Dupuytren, sur douze galeux,

Le coût pour un malade traité par

L'onguent soufré est de.......	33^f 64^c,	et p.r douze	403^f 68^c
Les bains sulfureux...........	41. 18,	*idem*.....	494. 16.
Et par les fumigations sulfureuses.	12. 68,	*idem*.....	152. 16.

Les détails des évaluations ci-après de chaque traitement en indiquent le prix.

Traitement par l'Onguent soufré.

Données. — La durée du séjour à l'hôpital pour chaque malade, est de vingt-un jours, terme moyen : il est administré à chacun d'eux, par jour, une dose d'onguent du poids de huit grammes, plus un litre de tisane de bardane avec addition de sulfate de soude, de deux jours l'un ; un bain simple à la fin du traitement, un purgatif de sirop de nerprun, jalap et sulfate de soude.

Évaluation d'après les données ci-dessus.

21	jours de séjour.......	à 1^f	35^c.......	28^f 85^c
168	grammes onguent.....	à 2.	21 le kilog.	0. 37.
21	litres tisane..........	à 0.	05.......	1. 16.
10	bains simples.........	à 0.	30.......	3. 00.
1	purgatif..............	à 0.	26.......	0. 26.
	Coût du traitement par tête..........			33. 64.

Traitement par les Bains sulfureux.

Données. — La durée du traitement est de treize jours et demi, à deux bains sulfureux par jour. Il est employé pour chaque bain cent cinquante grammes de sulfure de potasse sec et un litre de tisane de bardane pour boisson ordinaire.

Évaluation d'après les données ci-dessus.

13	journées 1/2 de séjour..	à 1^f	35^c.....	18^f 23^c
27	bains simples.........	à 0.	30.....	8. 10.
4050	gram. sulfure de potasse.	à 3.	50 le kil.	14. 18.
13	litres 1/2 de tisane.....	à 0.	05.....	0. 67.
	Coût du traitement par tête...........			41. 18.

Traitement par les Fumigations sulfureuses.

Données. — Le traitement dure huit jours et demi, à deux fumigations par jour. Il est consommé, à chaque fumigation, huit grammes de soufre sublimé et deux briquettes de charbon de terre. A défaut d'autre boisson usuelle, on fournit au malade, par jour, un litre de tisane commune, et il prend en tout deux bains simples comme moyen de propreté.

Évaluation d'après les données ci-dessus.

8	journées 1/2 de séjour..	à 1f 35c.......	11f 48c
136	grammes de soufre.....	à 0. 90 le kilog.	0. 12.
2	briquettes............	à 3. 00 le cent..	0. 06.
8	litres 1/2 de tisane.....	à 0. 05.......	0. 42.
2	bains simples.........	à 0. 30.......	0. 60 (1).
	Coût du traitement par tête.........		12. 68.

Conformément au relevé de trois années, le nombre moyen des galeux traités annuellement à Saint-Louis est de quatre mille huit cents, et le coût du traitement serait,

Par l'onguent soufré, de..................	161,472f
Par les bains sulfureux, de...............	197,664.
Et par les fumigations sulfureuses, de.......	60,864.

Le bénéfice annuel par le traitement fumigatoire serait de 118,704 francs, en prenant le terme moyen des deux sommes employées pour les deux traitemens; ainsi, ma méthode, en offrant un moyen expéditif, commode et exempt de toute malpropreté et de toute entrave de régime, permettrait de réaliser la mesure administrative, tant de fois projetée, de supprimer toute admission à séjour dans les hôpitaux, pour cause de gale, et de n'y admettre que les sujets dont l'état maladif les empêcherait de se transporter pour

(1) Que l'on peut remplacer par deux fumigations aqueuses; ce qui diminuerait l'évaluation de 60 centimes.

prendre des fumigations. On obtiendrait des avantages énormes, qui réduiraient le traitement de chaque malade à 18 centimes au lieu de 12 fr. 68 cent., en déduisant les journées d'hôpital et deux bains que l'on peut remplacer par une fumigation aqueuse, dont l'effet est le même et dont l'évaluation est impossible, et en supprimant la tisane absolument inutile. D'après cette donnée, le traitement de quatre mille huit cents malades serait de 864 fr. au lieu de 60,864 francs.

Ce nombre de quatre mille huit cents galeux, terme moyen, qui m'a servi de base pour établir mes données et faire connaître les avantages économiques que l'on peut retirer de ma méthode, n'offre que les deux tiers des malades de ce genre traités dans les différens hôpitaux de Paris, nombre qui peut s'évaluer à six mille quatre cents. On peut représenter par une même quantité de ces malades, les dartreux et les prurigineux, à la vérité moins nombreux, mais dont la guérison est plus longue. Ce sont donc douze mille huit cents malades qui coûtent à l'administration, par le traitement ordinaire :

Douze mille huit cents malades, à 33f 64c		434,992f
Et dont le traitement par les fumigations sulfureuses, en comptant un cinquième de malades séjournant dans les hôpitaux,		
Le 5.e, 2,560, à 12f 68c	32,460f 80c	34,304.
Les 4/5.es exter., 10,240, à 18c	1,843. 20.	
L'économie serait de............		400,688.

Outre cette économie, ma méthode offre encore l'avantage de ne point consommer de linge, comme l'exigeaient les anciens traitemens par les onguens; dépense qui sur-tout avait fixé l'attention des administrations.

Par cette forme les malades ne seraient admis qu'à des

heures déterminées pour recevoir la fumigation; l'ouvrier pourrait s'y rendre avant et après son travail; il n'aurait tout au plus qu'un quart de journée à sacrifier au rétablissement de sa santé. On pourrait stimuler l'insouciance de l'extrême misère sur les affections contagieuses, en servant à chaque malade, à volonté et après chaque fumigation, une soupe économique.

La préférence donnée à ma méthode dans tous les hôpitaux du royaume produirait aux communes un bénéfice proportionnel qui serait, sans doute, très-considérable, mais que le défaut de base me met hors d'état d'évaluer.

Les mêmes avantages économiques présentés à l'administration civile conviendraient également à l'administration militaire, sur-tout pour le traitement des galeux: en effet, dans les garnisons où il est si essentiel d'éviter au jeune soldat une perte de temps dans les hôpitaux, qui le détourne de l'instruction nécessaire à son état, il pourrait, quoique atteint de la gale, continuer son service, en établissant dans chaque caserne, sur les frais qui sont accordés aux régimens pour le traitement de leurs galeux, des appareils fumigatoires. La première dépense faite, on trouverait un grand bénéfice, soit pour la somme qui ne se monterait qu'à 18 centimes par homme, soit pour le temps employé au traitement dont la durée n'est que de huit jours, terme moyen. Après deux fumigations, la contagion de la gale n'étant plus à craindre, le soldat pourrait sans inconvénient faire son service et fréquenter ses camarades. Ces mêmes avantages pourraient encore convenir en temps de guerre. Lorsque chaque régiment aurait pris ses cantonnemens, on ferait établir par les officiers de santé un appareil qui suffirait pour traiter les galeux, et l'on ne serait pas obligé d'encombrer quelquefois les hôpitaux, si nécessaires pour les blessés et les fiévreux; ces régimens ne seraient pas privés d'un grand nombre d'hommes.

Afin de diminuer autant que possible les dépenses qu'occasionnerait dans un grand établissement une multiplicité d'appareils, je m'occupai de plusieurs projets de construction et je les communiquai à MM. Bouillon-Lagrange, Prat et Curaudeau. Parmi plusieurs plans que je leur présentai, ces messieurs adoptèrent celui d'un appareil qui, au moyen d'un seul foyer, pouvait servir à administrer isolément les fumigations sulfureuses à cinquante galeux à-la-fois; je transcris ici leurs propres expressions, tirées d'un rapport du mois de novembre 1812 :

« Cet appareil consistera dans une série de cases d'une » dimension telle, qu'une personne pourra s'y tenir assise » ayant la tête seulement hors de l'appareil. Chacune de ces » cases sera chauffée à un degré de chaleur nécessaire, la- » quelle sera produite et entretenue au moyen d'un courant » d'air qui aurait lui-même cette température; ce courant » d'air sera composé d'air atmosphérique et de gaz acide » sulfureux obtenu immédiatement de la combustion du » soufre dans ce même courant d'air. Les cases de l'appareil » seront revêtues d'une toile vernie, afin de ne donner aucune » issue ni au gaz ni à l'air, que par l'ouverture qui sera à » cet effet pratiquée dans la partie inférieure de chaque case. » Chacune de ces ouvertures communiquera à un tuyau com- » mun qui s'élevera ensuite verticalement hors du local où » le traitement sera administré, afin que le gaz ne puisse » en aucune manière nuire aux malades. »

Cet appareil ne fut point établi de suite; mais dans le mois de septembre 1814, M. Péligot, membre de la commission exécutive des hospices civils de Paris, en fit construire un pour douze malades à l'hôpital Saint-Louis; et pour que rien ne manquât à cette nouvelle construction, on invoqua les lumières de M. Darcet : ce savant chimiste et cet habile physicien guida l'architecte. Cet appareil, en activité depuis le mois de novembre 1814, sert à fumiger douze malades à-la-fois, et peut en fumiger trois cents par jour.

Cette construction, remarquable sous le rapport pyrotechnique, présente cependant des inconvéniens qui entraînent beaucoup plus de temps pour le traitement des maladies et peut occasionner des accidens chez les malades. L'étendue de l'appareil est trop grande pour que l'expansion de la vapeur sulfureuse et la chaleur soient uniformes : les malades ne sont point casés particulièrement, et lorsque l'un d'eux veut sortir, ceux qui restent sont refroidis par l'air extérieur qui se précipite dans l'appareil.

En revenant au plan que j'ai présenté et auquel j'ai ajouté quelques modifications, on peut prévenir cet inconvénient.

PREMIER RAPPORT.

I.re PARTIE.

EXPOSITION DES FAITS.

En exécution de l'arrêté pris par le conseil général d'administration des hospices civils de Paris le 17 mars 1813, le jury s'est réuni à l'hôpital Saint-Louis le 1.er avril 1813, à trois heures de relevée, pour remplir la mission dont il a été chargé.

Le premier objet dont il s'est occupé est l'appareil propre à administrer les fumigations sulfureuses.

Il a ensuite visité avec attention sept galeux adressés par le bureau central, conformément à l'article 2 de l'arrêté de l'administration. Il a été constaté que ces sept malades étaient atteints de la gale. Ils ont été inscrits sur le procès-verbal, qui a été signé par les membres du jury. Il a été décidé qu'ils commenceraient l'usage des fumigations sulfureuses le lendemain de leur arrivée, 2 avril; qu'ils en prendraient une le matin, une le soir; qu'elles seraient chacune d'une demi-heure, et que toute autre espèce de traitement, soit intérieur, soit extérieur, leur serait sévèrement interdit.

Tous les détails de ce traitement ont été suivis chaque jour à des heures imprévues par chacun des membres du jury, et à des jours et heures fixes par le jury réuni. Toutes les remarques et observations faites isolément par chacun des membres, ou collectivement par le jury, ont été consignées dans des procès-verbaux dont les minutes sont jointes à ce rapport.

Ces sept premiers malades ont formé la première série d'expériences. Le jury a suivi la même marche pour les malades qui lui ont été successivement adressés par le bureau, jusqu'au nombre de cinquante-huit, partagés en cinq séries composées d'un nombre inégal de malades.

Le tableau des expériences faites sur ces cinq séries de malades est joint à ce rapport. Il contient le nombre successif des malades, la quantité des sujets de chaque série, leurs noms, leurs prénoms, leur âge, leur profession, leur domicile, pour qu'à une distance plus ou moins éloignée de leur traitement, ces malades pussent être examinés à domicile et jugés plus sévèrement encore sur la solidité de leur guérison.

Le jury ayant employé l'espace de deux mois à la consommation des expériences qui lui ont été nécessaires pour prononcer sur l'efficacité et l'innocuité, a été à même de s'assurer de l'état dans lequel se trouvent les malades des premières séries, c'est-à-dire, ceux traités dans le commencement d'avril, à une époque assez éloignée de la terminaison de leur traitement.

Ces malades ont été visités dans leurs demeures, à l'improviste et à l'insu du docteur Galés, par plusieurs membres du jury isolément.

Les malades des dernières séries ont été aussi visités à domicile, quoique l'espace du temps écoulé depuis la fin de leur traitement fût plus ou moins court. Aucun des résultats de leur traitement individuel, consignés, soit dans le cahier des observations, sous le n.° 1, soit dans le tableau des expériences, sous le n.° 2, ne se sont trouvés démentis par ces examens et ces sortes de contre-épreuves faites isolément par plusieurs membres du jury à l'insu les uns des autres.

La consignation des noms, professions et demeures des malades, faite à dessein dans les deux pièces jointes à ce rapport, facilitera, à des époques plus reculées encore, les recherches, révisions ou confirmations qu'on pourrait supposer nécessaires.

On a noté dans le même tableau la nature de la maladie et ses caractères principaux, la date du jour de l'entrée en traitement, celle de la sortie du traitement, combien de jours il a duré, le nombre des fumigations, le résultat du traitement; enfin une annotation des circonstances les plus remarquables de la maladie.

Ce tableau, partagé en douze colonnes, présente l'ensemble des expériences rangées dans un ordre méthodique facile à saisir au premier coup-d'œil.

Nous avons cru devoir comprendre dans les diverses séries des malades soumis aux expériences du jury, quelques dartreux dont le traitement, déjà commencé avant l'époque du 1.er avril, n'était point encore achevé, mais qui, connus particulièrement de tel ou tel membre du jury, ou même adressés par eux, offraient des points de comparaison intéressans, et avaient d'ailleurs offert un état de maladie constaté d'une manière bien authentique. En effet, plusieurs des docteurs, devenus membres du jury, avaient déjà envoyé au docteur Galés quelques malades sur lesquels les traitemens les plus variés n'avaient pas réussi, pour les soumettre à l'action des fumigations sulfureuses dont ils avaient entrevu l'efficacité.

Les observations ou histoires isolées ont été en outre consignées succinctement et successivement dans une pièce annexée au rapport.

Le nombre des fumigations administrées à chaque malade a été varié suivant l'ancienneté, l'espèce, les complications de la maladie, la constitution, le tempérament, l'âge et le sexe des sujets.

Un malade a été guéri par cinq fumigations; un autre en a eu besoin de six. Cinq malades ont été guéris par sept fumigations chacun, deux malades par neuf, quatre malades par dix, un malade par onze, sept malades par treize, quatre malades par quatorze, quatre malades par quinze, huit malades par seize, un malade par dix-huit, trois malades par vingt, un malade par vingt-deux, un malade par vingt-quatre, un par vingt-six, un par vingt-huit, trois malades par trente; enfin, chez un dartreux qui a été guéri radicalement, elles ont été portées jusquà soixante et dix.

On a remarqué que les femmes et les enfans ont, toutes choses égales d'ailleurs, besoin d'un moindre nombre de fumigations que les hommes adultes et sur-tout les vieillards. Ce fait s'explique aisément par la finesse et la perspirabilité de la peau, qui s'imprègne beaucoup mieux du gaz sulfureux.

Les dartreux guéris ont eu deux cent quatre-vingt-trois fumigations, qui, divisées entre tous, donnent pour moyenne proportionnelle trente fumigations par individu.

Les galeux ont reçu six cent cinq fumigations; treize est la moyenne proportionnelle.

Deux prurigineux ont reçu dix-huit fumigations, neuf pour chacun.

Les fumigations sulfureuses ont eu un effet particulièrement remarquable sur les gales anciennes, invétérées, compliquées, rebelles, qu'elles amortissent et éteignent comme par enchantement, et proportionnellement plus vîte que les gales récentes, qui pourtant nous ont paru ne jamais nous échapper par ce moyen.

Un teigneux en a eu quatre, et un homme couvert de pustules siphilitiques en a reçu trente-six.

Le nombre des fumigations administrées à chaque malade ne donne pas le nombre des jours qu'il a resté en traitement, plusieurs d'entre eux ayant reçu trois et même jusqu'à quatre fumigations par jour.

Les dartreux guéris, au nombre de neuf, ont exigé, en totalité, cent vingt jours pour leur traitement, ce qui fait treize jours en les répartissant d'une manière égale.

Les galeux, au nombre de quarante-trois, ont exigé trois cent douze jours; ces jours, divisés par quarante-trois, donnent sept jours pour chacun.

Les prurigineux ont été chacun douze jours en traitement.

Les malades composant les diverses séries nous ont fourni six gales confluentes, dix-huit gales simples (ces malades n'avaient subi aucun traitement), une gale confluente, une gale simple déjà traitées, quatre gales pustuleuses, six gales miliaires, trois gales compliquées de dartres, deux malades affectés de prurigo, traités plusieurs fois, un malade ayant des pustules siphilitiques, un teigneux et neuf dartreux non atteints de la gale.

Voici les renseignemens que nous avons pu tirer en questionnant les malades sur la date de leur maladie : une gale existant depuis huit jours, quatre depuis quinze jours, treize depuis un mois, cinq depuis un mois et demi, quatre depuis deux mois, quatre de trois mois, une de quatre à cinq mois, six de six mois, une de dix mois, une de vingt ans ; enfin huit dont on n'a pu savoir exactement la date.

Nous remarquerons que les galeux et les autres malades atteints d'affections cutanées, qui ont été adressés par le bureau central, et qui ont été soumis par le jury à l'action des fumigations sulfureuses, ont été en général des sujets offrant la maladie portée au plus haut degré et ayant les caractères les plus opiniâtres.

Pour résultat du traitement, on a obtenu la guérison de tous les galeux, au nombre de quarante-trois; neuf dartreux ont été guéris, trois ont été soulagés, les pustules siphilitiques amendées. Le teigneux est en voie de guérison. Les deux malades prurigineux ont obtenu une guérison radicale.

II.e PARTIE.

DISCUSSION DES FAITS. — RÉFLEXIONS.

Origine du traitement de la Gale par les Fumigations sulfureuses.

Le premier pas à faire pour établir un traitement sûr et rationnel dans une maladie quelconque dont l'espèce est déterminée, c'est de chercher à connaître sa nature. Malheureusement cette recherche est souvent infructueuse, et l'obscurité qui règne sur ce point dans la plupart des maladies influe sans doute sur la lenteur des progrès de la thérapeutique. L'affection psorique est une preuve de ce que nous venons d'avancer. Sa nature a été long-temps inconnue, et cette époque nous fournit une longue série de remèdes empiriques, tantôt nuls, quelquefois même dangereux.

La découverte de l'insecte psorigène fut le signal d'une heureuse révolution dans le traitement dirigé contre cette maladie. L'expérience prouva bientôt que le soufre est le meilleur antidote de la gale, et les médecins l'administrèrent sous mille formes différentes.

M. le docteur Galés, dans sa dissertation sur cette maladie, a consigné des expériences nombreuses et authentiques sur l'insecte contenu dans les pustules galeuses : elles confirment celles qui avaient été faites antérieurement par les médecins les plus habiles, et il en a ajouté de nouvelles qui servent de base à sa méthode. Ainsi, il est le premier qui, ayant recueilli l'insecte sur des plaques de verre, l'a exposé à la vapeur du soufre, au milieu de laquelle il l'a vu périr en quelques instans.

Les premières idées que lui fit naître cette expérience sur l'efficacité des vapeurs sulfureuses contre la gale, furent confirmées par une collection de faits connus depuis long-temps. C'est ainsi que tout le monde sait que les ouvriers exposés à des vapeurs chargées de soufre, tels que les vidangeurs, les artificiers, les ramoneurs, et sur-tout ceux qui exploitent les carrières de sulfate de chaux, sont à l'abri de cette maladie, et que, s'ils en sont infectés lorsqu'ils se livrent à ces professions, elle se dissipe sans qu'ils aient recours à aucun traitement particulier. Les personnes employées dans les salles où l'on traite un grand nombre de galeux par le soufre ne contractent pas cette affection, parce que leur corps est continuellement plongé dans une atmosphère chargée de particules sulfureuses. Enfin la vapeur du soufre est un des moyens les plus sûrs pour détruire les punaises et les autres insectes entretenus par la malpropreté.

Toutes ces notions sur l'utilité des exhalaisons du soufre contre les affections psoriques donnèrent au docteur Galés l'idée d'imiter cet effet dans la pratique médicale, et de tenter une nouvelle manière d'appliquer le soufre au traitement de la gale. Il pensa qu'en rendant le soufre très-diffusible, qu'en éloignant les moindres parties le plus qu'il lui serait possible, ce devait être le moyen le plus sûr pour atteindre l'insecte logé sous l'épiderme. Il résolut, en conséquence, d'essayer l'usage des fumigations sulfureuses, et de soumettre au creuset de l'expérience un moyen dont le raisonnement faisait bien augurer du succès.

De l'Appareil d'abord employé pour l'administration des Fumigations sulfureuses, et des modifications que son auteur lui a fait subir.

La vapeur du soufre appliquée à la surface du corps étant soupçonnée un moyen sûr de guérir la gale, il s'agissait d'imaginer un appareil simple, commode, peu dispendieux, et qui réunît l'avantage d'envelopper de vapeurs le corps des malades, à celui d'éloigner des organes de la respiration le gaz sulfureux, qui aurait causé de la toux et d'autres accidens.

Le premier procédé a été de promener dans le lit du malade une bassinoire, sur le feu de laquelle on avait jeté un mélange de deux gros de soufre et d'un gros de nitrate de potasse. Le malade était couché nu et calfeutré autour du cou et au-dessus des épaules avec ses couvertures, de manière que la tête lui restait libre.

Dès la première fumigation, les insommies les plus opiniâtres disparaissaient, les boutons se flétrissaient, on n'en voyait survenir aucun nouveau, et les démangeaisons, rapidement diminuées, ne tardaient pas à se dissiper complétement. A la septième fumigation, la plupart des malades pouvaient être regardés comme guéris. Cependant, pour rendre plus parfaite l'asphyxie des insectes ; pour détruire les germes déposés dans le tissu de la peau, qui auraient pu éclore plus tard et renouveler la gale, les fumigations étaient poussées jusqu'au nombre de quinze. L'espace de sept à quatorze jours suffisait pour la guérison des malades.

Cette manière d'administrer le soufre a présenté quelques inconvéniens. Les couvertures n'étaient pas toujours appliquées si exactement autour du cou et des épaules, qu'il ne s'échappât quelques bouffées de gaz, qui provoquaient de la toux et des éternuemens ; la peau était souvent couverte de rougeurs produites par le gaz nitreux uni au gaz acide sulfureux, résultant de la combinaison du mélange ; les draps étaient altérés dans leur tissu par l'action d'un peu d'acide sulfurique, produit à chaque fumigation. Quelquefois il survenait un embarras gastrique qu'on était obligé de combattre par l'émétique et d'autres moyens.

Il fallait réformer tous ces défauts par la construction d'un nouvel appareil ; c'est ce que M. Galés a fait, en construisant des boîtes fumigatoires ou baignoires d'une forme particulière. Il a aussi prévenu les rougeurs de la peau en supprimant le nitrate de potasse, qui d'ailleurs était tout-à-fait inutile, le soufre brûlant par lui-même avec assez de facilité.

Appréciation chimique des vapeurs contenues dans la Baignoire.

Ces vapeurs tiennent en suspension une très-grande partie de soufre qui s'est volatilisé et qui va s'attacher aux corps qu'il rencontre sur son passage. On l'a trouvé très-bien cristallisé en petites aiguilles d'un blanc jaunâtre, sur le corps des malades, et particulièrement sur les pustules en suppuration, les surfaces ulcérées, les plaques dartreuses : il est aisé de s'assurer de cette disposition à l'œil nu. L'intérieur de la baignoire en est tapissé ; on en a même vu à l'extrémité du conduit efférent, dans un endroit très-éloigné de l'appareil.

Tout le soufre dont on se sert pour la fumigation ne passe pas à l'état d'acide sulfureux : le gaz en contient en dissolution une très-grande partie ; mais il ne s'en forme pas à beaucoup près une aussi grande quantité que lorsqu'on y joignait le nitrate de potasse.

Il paraît donc que c'est le soufre réduit à un état de division extrême, plutôt que le gaz acide sulfureux, qui agit contre l'insecte, puisque les malades sont plutôt guéris qu'ils ne l'étaient par la bassinoire qui fournissait une grande quantité de ce gaz.

Action des Vapeurs sulfureuses sur les maladies de la peau.

Le traitement de la gale fut l'objet des premières expériences du docteur Galés ; mais depuis ce temps-là, il a étendu son moyen au traitement des dartres, des teignes, du prurigo, maladies cutanées dans lesquelles les insectes ne jouent aucun rôle.

En général, on a remarqué que les vapeurs sulfureuses produisent d'abondantes transpirations, et sont, par conséquent, très-favorables aux nombreuses maladies qu'on attribue à la suppression de cette excrétion cutanée. C'est ainsi que nous avons vu guérir des douleurs rhumatismales très-anciennes chez un homme qui avait eu recours aux fumigations pour la guérison d'une gale. Les vaisseaux absorbans reçoivent une grande partie du soufre réduit en vapeur, et sont sans doute le seul moyen qui puisse expliquer la guérison de quelques dartres avec lesquelles la vapeur sulfureuse n'a jamais été en contact pendant tout le traitement.

Nous pourrions citer plusieurs exemples de dartres placées à la figure, guéries par des fumigations qui enveloppaient tout le corps sans atteindre cette partie.

Dans le traitement de la gale, le soufre agit en asphyxiant les insectes, et produit d'ailleurs tous les autres phénomènes dont il a été fait mention à l'occasion de sa manière d'agir sur les dartres.

Plusieurs femmes soumises aux fumigations sulfureuses ont cru s'apercevoir d'un rétrécissement ou d'une constriction assez marquée du vagin par l'effet de ce moyen. Nous n'avons pas eu occasion de remarquer si les fumigations sulfureuses ont quelque influence sur les menstrues pour les accélérer, les retarder, ou même n'en pas contrarier la marche ordinaire. Peut-être que la légère congestion sanguine à la tête et la constriction du vagin, que les fumigations occasionnent, peuvent retarder ou supprimer l'éruption menstruelle.

Les malades soumis aux fumigations sulfureuses ne sont point obligés de quitter leur domicile et de séjourner à l'hôpital, ni d'interrompre leurs occupations ordinaires, puisque ce traitement n'assujettit chaque jour que pendant un très-court espace de temps et ne laisse aucune marque sensible.

Si les fumigations sulfureuses ne sont point un moyen de curation radicale pour toutes les maladies cutanées et chroniques comme pour la gale, quoique toutes les apparences portent à le croire, elles paraissent au moins devoir être considérées comme un excellent auxiliaire dans le traitement de ces diverses maladies, dont elles réparent un des accidens, c'est-à-dire, les lésions organiques du tissu de la peau.

Le raisonnement et l'expérience sont d'accord sur le très-grand avantage résultant de l'application d'un médicament, sous la forme la plus divisée, à une très-grande surface, telle que la périférie du corps. Le gaz sulfureux offre cette condition, et peut-être pourra-t-on l'appliquer avec fruit à plusieurs autres maladies contre lesquelles il n'a point encore été essayé.

D'ailleurs, ce mode d'application d'une substance médicamenteuse peut n'être pas borné exclusivement au soufre. La matière médicale offre plusieurs substances très-volatiles et très-actives, fort utiles dans la médecine pratique, qui, sous la forme de fumigations appliquées à toute la surface du corps, pourraient offrir des ressources puissantes et toutes nouvelles dans plusieurs maladies regardées jusqu'à présent comme incurables et mortelles.

Le camphre, l'opium, l'éther, l'alcool, l'ammoniaque et beaucoup d'autres substances sont de ce nombre.

Parallèle du traitement par les Fumigations sulfureuses, avec les principales méthodes connues de traiter la Gale.

Les nombreuses expériences faites par les fumigations, et dont il a été donné communication au jury, avaient pour sujets des individus la plupart affectés de gales de très-mauvaise nature : le succès dont elles ont été couronnées le porte à regarder cette méthode comme la plus sûre, la plus rationnelle, la plus prompte, la plus simple, la moins dispendieuse et sans aucun inconvénient.

Le jury, pour s'entourer de plus de lumières, a cru devoir prendre connaissance de tous les résultats qu'on avait déjà obtenus pour ce mode de traitement employé depuis plusieurs mois à l'hôpital Saint-Louis avant son institution.

Il lui a été prouvé que, sur un assez grand nombre de malades traités par ce nouveau procédé, trois cent trente-cinq ont été consignés sur des tableaux certifiés authentiques par les docteurs de Laporte et Rufin, l'un médecin, l'autre chirurgien en chef de l'hôpital : MM. Manry, docteur en médecine, et Troccon, élèves internes, furent chargés de tenir note des expériences, qui furent certifiées par M. Duchanoy : ces tableaux attestent que ces galeux ont obtenu la guérison prompte et facile de leur gale par l'effet des fumigations pratiquées d'une manière assez imparfaite avec la bassinoire.

Ces divers tableaux font partie des pièces ou matériaux qui composent les minutes de ce rapport.

Nous avons cru devoir y joindre aussi un certificat de l'agent de surveillance de l'hôpital Saint-Louis, par lequel il est déclaré que sur ce nombre de galeux, il n'en est rentré qu'un seul à l'hôpital (le nommé Baril), au bout de cinq mois; et l'on ne sait pas si la gale qu'il a eue itérativement était une nouvelle acquisition ou une récidive de la première gale.

Ce moyen l'emporte infiniment sur les traitemens les plus accrédités de cette maladie, tels que l'onguent ou pommade soufrée, la pommade citrine, l'onguent et les lotions mercuriels, les frictions arsenicales, les lotions de tabac, le liniment ammoniacal, la décoction antipsorique du docteur Rauque, la mixtion soufrée du professeur Chaussier, la quintessence antipsorique de Mettemberg, les bains sulfureux de potasse, et tous les autres nombreux moyens conseillés contre la gale.

L'examen détaillé de chacun de ces moyens, les nombreuses objections qu'on pourrait leur faire, nous entraîneraient dans des longueurs inutiles et dépasseraient les bornes de ce rapport : nous nous bornerons donc à prouver les avantages que nous avons attribués aux fumigations sulfureuses et à justifier la prééminence que nous leur accordons.

Nous avons dit en premier lieu que les fumigations sont le moyen le plus sûr de détruire la gale ; en effet, elles agissent sur tous les points de la surface malade ; aucune partie ne leur échappe ; ce qui n'arrive pas dans le traitement par les frictions.

Il est aussi le plus rationnel, puisqu'il est fondé sur la connaissance la plus précise de la maladie ; qu'il est d'accord avec ce principe de thérapeutique, qui veut qu'on applique les médicamens de manière qu'ils présentent les points de contact les plus nombreux et les plus étendus possibles.

L'action des vapeurs sulfureuses est plus prompte que celle d'aucun autre moyen. Dès la première fumigation, les malades éprouvent une amélioration très-notable ; les insomnies et les démangeaisons cessent comme par enchantement ; l'appétit ne tarde pas à reparaître. Il paraît certain que ce changement si rapide tient à la destruction des insectes qui ont été asphyxiés par les vapeurs sulfureuses : dès le premier contact les boutons galeux, sans avoir changé de forme ni d'aspect, ont perdu ce qu'ils avaient de plus incommode.

On peut soupçonner avec quelque raison que la gale peut être essentiellement détruite dès la première fumigation, lorsque celle-ci est convenablement appliquée, puisqu'elle asphyxie et détruit l'insecte dont l'existence et la présence dans le tissu de la peau constituent essentiellement la maladie psorique. Tous les boutons, à la vérité, existeraient encore, mais sans démangeaison ; circonstance qui caractérise essentiellement la gale et ne peut être occasionnée que par l'insecte vivant. Ces boutons ne seraient plus qu'une lésion organique de la peau, qui cesserait sur-le-champ d'être contagieuse et pourrait guérir d'elle-même dans un espace de temps déterminé. Les fumigations ultérieures, la première exceptée, n'auraient plus pour effet que la dessiccation des boutons et leur guérison. Nous avons indiqué et recommandé au docteur Galés ces expériences particulières, qu'il tentera lorsque l'occasion favorable se présentera.

Si les expériences justifiaient nos présomptions à cet égard, il en résulterait de grands avantages, tels que celui, par exemple, de désinfecter avec une seule fumigation, en très-peu de temps et avec un seul appareil, un très-grand nombre d'individus, dont le complément de la guérison arriverait ensuite de lui-même avec le temps. Ainsi, par exemple, un convoi de prisonniers de guerre, un régiment passant dans une ville &c. pourraient être désinfectés tous à-la-fois et sans faire de séjour.

Beaucoup de malades ont guéri après six ou sept fumigations, et les gales les plus invétérées et les plus rebelles n'en ont pas exigé plus de vingt : ce qui augmente encore la célérité du traitement, c'est que les malades peuvent prendre sans inconvénient jusqu'à quatre fumigations par jour, dont la durée moyenne n'est que d'une demi-heure.

Cette nouvelle méthode de traiter la gale est simple et facile, puisqu'elle n'exige l'usage d'aucun autre moyen intérieur ou extérieur, aucun régime particulier, aucun changement dans les habitudes, et que les malades hors de leur fumigation peuvent se livrer à leurs occupations ordinaires. La qualité du médicament, la forme sous laquelle il est administré, mettent ce moyen au-dessus de tous les autres pour la simplicité.

C'est sur-tout par sa très-grande économie que cette méthode est recommandable. Ainsi le terme moyen du nombre de fumigations nécessaires pour la guérison d'un galeux est de treize, comme l'ont prouvé les expériences. En le portant même jusqu'à vingt, il ne faut que cent soixante grammes de soufre sublimé pour le traitement complet, ce qui fait une dépense de 23 centimes.

Au lieu de trente fumigations, qui est le terme moyen pour la guérison des dartreux, portant le nombre à quarante, il faut trois cent vingt grammes de soufre sublimé pour le traitement, dont le prix est de 46 centimes.

A cette dépense de la matière essentiellement et exclusivement nécessaire à la guérison, il faut ajouter celle infiniment modique de la construction de l'appareil et de sa mise en exercice, dépense qui n'est pas appréciable, si on la répartit sur le grand nombre de malades auxquels le même appareil peut servir.

Il est bon de remarquer que l'adoption de ce traitement peut dispenser les malades d'entrer dans les hôpitaux, où ils sont exposés à contracter des maladies très-graves; et d'ailleurs un séjour prolongé cause de grandes dépenses à l'administration.

Chaque malade pourrait se rendre tous les jours dans le local destiné aux fumigations, et retourner ensuite à ses travaux, au lieu d'encombrer les salles des hôpitaux, qui deviennent souvent inaccessibles à des malades indigens, dont les affections sont de nature à ne pouvoir être traitées ailleurs.

Il arrive très-souvent que des employés, des ouvriers, des domestiques des deux sexes, courent le risque de perdre leur place en la quittant momentanément pour séjourner plus ou moins long-temps dans un hôpital : l'usage des fumigations exigeant chaque jour le sacrifice d'un très-court espace de temps, pouvant être fait aux heures qu'on préfère et même la nuit, il en résulte que leur traitement pourrait très-bien se concilier avec l'exécution de leurs devoirs ordinaires.

La plupart des traitemens connus, s'ils ne sont pas au rang de ceux qui peuvent déterminer des accidens, ont tous quelque inconvénient dont la nouvelle méthode est exempte. Le moindre attaché au traitement par la pommade soufrée, qui est sans contredit un des meilleurs traitemens usités, c'est la malpropreté qu'il produit sur la peau et les vêtemens, et l'odeur très-désagréable de soufre que le malade porte avec lui. Les fumigations au contraire, loin de salir la peau, la nettoient et ne laissent pas une odeur très-sensible.

Tous les galeux soumis aux expériences ont supporté très-bien le traitement, quoiqu'il y en eût dans le nombre d'une santé délicate.

Les prétendues répercussions de la gale et les accidens qui en résultent, tels que les engorgemens des viscères abdominaux, sont prévenus, dans la nouvelle méthode, par la transpiration abondante qu'elle détermine, tandis que, en frottant la peau avec des enduits graisseux, on diminue encore la perspirabilité de la peau et on favorise les désordres intérieurs dont nous avons parlé plus haut.

Mais un des plus grands avantages de ce traitement par les fumigations, c'est d'être applicable aux dartres les plus rebelles, aux teignes, au prurigo. Le jury a eu sous les yeux des malades affectés de dartres au menton, un autre couvert de dartres circinées, qui ont été guéries ou sont en voie de l'être, après avoir inutilement cherché du soulagement dans les autres traitemens.

Un exemple bien frappant de l'efficacité des fumigations sulfureuses sur les dartres, est celui d'une demoiselle âgée de vingt-un ans, qui n'a point été comprise dans les séries, et qui a été traitée seulement par la bassinoire pour des dartres fort opiniâtres et une altération de la peau du visage, du cuir chevelu, du cou, des bras, &c.

Cette affection dartreuse existait depuis neuf ans, et n'avait cédé à aucun des traitemens les plus énergiques et les plus méthodiques, conseillés par les médecins les plus habiles de la capitale, et suivis par la malade avec la plus infatigable assiduité.

L'usage des mercuriaux n'avait point été couronné de succès.

Cinquante-deux bains sulfureux pris à Tivoli n'avaient pas mieux réussi.

A plus forte raison n'avait-elle tiré aucun avantage des bains huileux, gélatineux et autres.

Les fumigations sulfureuses faites avec la bassinoire ont été le dernier moyen dont elle a usé. Dès les premiers, elle a obtenu une amélioration sensible, qui ne s'est complétée, à la vérité, qu'après un très-grand nombre de fumigations, qu'elle a cessées depuis long-temps. Aujourd'hui, son état est très-satisfaisant : elle se propose de prendre des fumigations sulfureuses dans la baignoire, dont tout annonce qu'elle tirera encore plus d'avantages que de la bassinoire, ce qui, sans doute, pourra compléter ou confirmer sa guérison.

Enfin la conviction des membres du jury a été telle pour l'efficacité des fumigations sulfureuses, qu'ils ont adressé au docteur Galés plusieurs malades atteints de dartres rebelles, qui paraissaient même devoir être regardées comme incurables.

RÉSUMÉ.

1.° Les expériences relatives au traitement de la gale par les fumigations sulfureuses sont suffisantes pour prouver que ces fumigations guérissent parfaitement la gale.

2.° Toutes les espèces de gales cèdent également aux fumigations sulfureuses, et spécialement les gales invétérées.

3.° Le nombre des fumigations nécessaires varie suivant l'âge, le sexe, l'intensité, l'espèce et la complication de la gale.

4.° Le traitement par les fumigations, en général assez court, varie depuis quatre jusqu'à vingt fumigations.

5.° La durée de chaque fumigation est ordinairement de demi-heure, pour ne pas fatiguer le malade par l'uniformité de sa position dans l'appareil : elle peut varier depuis un quart d'heure jusqu'à une heure.

6.° Toutes les maladies cutanées éruptives et chroniques, telles que les affections pédiculaires, les dartres, les pustules siphilitiques, le prurigo, la teigne, &c., même invétérées et regardées comme incurables, nous ont paru céder aux fumigations sulfureuses.

7.° En général ces diverses maladies éruptives chroniques, autres que la gale, exigent un plus grand nombre de fumigations, et ce moyen doit tout au moins être regardé comme un excellent auxiliaire dans le traitement de ces diverses maladies.

8.° Les malades traités par les fumigations sulfureuses peuvent en prendre jusqu'à quatre par jour, suivant leur tempérament, leur loisir, leur desir d'une plus ou moins prompte guérison.

9.° Le traitement pour la gale par les fumigations sulfureuses n'exige aucun traitement auxiliaire, soit intérieur, soit extérieur, ni aucune sorte de régime particulier.

10. Comparé à tous les autres traitemens connus, même à ceux qui sont regardés comme les plus rationnels et les plus efficaces, le traitement par les vapeurs sulfureuses paraît l'emporter de beaucoup sur tous les autres par sa simplicité, sa brièveté, son efficacité et son innocuité.

Il est aussi beaucoup moins coûteux et moins dispendieux que tous les autres.

11. Son application est très-facile dans tous les cas, et cependant encore susceptible de perfectionnement sous le point de vue mécanique.

Conclusion.

Le jury conclut, de toutes les expériences qu'il a vu faire et suivies sur le traitement de la gale et des autres maladies éruptives et chroniques par les fumigations sulfureuses,

Que l'efficacité et l'innocuité de ce traitement sont suffisamment constatées;

Qu'il paraît même mériter la préférence dans la plupart, sinon dans la généralité des circonstances ;

Qu'il importe de le faire connaître, de le propager, de l'établir dans les hôpitaux, spécialement pour le traitement de la gale, et comme auxiliaire au traitement des autres maladies cutanées éruptives et chroniques, et de l'indiquer aux gens de l'art comme un très-bon adjuvant dans cette sorte de cas ;

De l'établir à bord des vaisseaux, dans les camps, à la suite des armées, dans les prisons, les casernes, &c. &c. ;

Qu'il est à desirer qu'il se forme des établissemens publics pour l'administration de ce moyen, et pour que tous les particuliers puissent profiter de ses avantages.

Clos le 18 Mai 1813.

Signé PINEL, A. DUBOIS, A. E. TARTRA, ESPARRON et BOUILLON-LAGRANGE.

VU et APPROUVÉ :

Le Membre du Conseil, signé MOURGUE.

[N.° 1.er]

PIÈCES
À L'APPUI DU 1.er RAPPORT.

Observations individuelles des malades sujets des expériences.

MALADES DE LA 1.re SÉRIE.

1.re *Observation.*

COSTÉ, âgé de cinquante-six ans, peintre, rue du Grand-Hurleur, n.° 11, atteint d'une gale confluente depuis plusieurs années, avait été traité à plusieurs reprises à l'hôpital Saint-Louis. Il avait en outre le corps couvert de vermine, qu'on pouvait attribuer à l'ulcération habituelle des boutons, au défaut de linge et à l'extrême malpropreté que la profonde misère entraînait.

Il éprouvait sans cesse, et sur-tout la nuit, des démangeaisons insupportables et ne pouvait dormir depuis long-temps.

Il a été mis à l'usage des fumigations sulfureuses, dont il a pris deux par jour, chacune d'une demi-heure, depuis le 2 avril jusqu'au 10, en tout seize fumigations pendant huit jours.

Les démangeaisons ont entièrement cessé et le sommeil est revenu, ainsi que l'appétit.

La santé du malade, très-altérée, s'est rétablie complétement.

Il n'est resté que les traces des boutons galeux qui ont existé précédemment, ainsi qu'il arrive à la suite de la petite vérole et des autres maladies éruptives.

L'épiderme de toute la surface du corps est en desquammation.

Ce malade, guéri depuis le 10 avril, réexaminé un mois après, le 10 mai, jouissait de la santé la plus parfaite; sa guérison paraissait solide : il n'existait aucune trace de boutons de gale ni de vermine.

2.e *Observation.*

Devé (Étienne-Robert), âgé de vingt-huit ans, peintre, rue de Bretagne, n.° 1, au Marais, bien constitué et jouissant habituellement d'une bonne santé, avait une gale de quinze jours.

Il a commencé l'usage des fumigations le 2 avril et les a finies le 10 inclusivement.

Son traitement a duré huit jours pour seize fumigations, à deux par jour.

Ce malade est sorti parfaitement guéri.

3.e *Observation.*

Brunet (François), âgé de cinquante-cinq ans, charpentier, rue des Marais, quartier Saint-Martin, faible et convalescent d'un catarrhe pulmonaire, et éprouvant habituellement des douleurs rhumatismales, atteint de la gale depuis un mois, a pris deux fumigations sulfureuses par jour, depuis le 2 avril jusqu'au 10 inclusivement. Pendant ces huit jours, il a reçu 16 fumigations; après quoi il a été jugé guéri.

4.e *Observation.*

Coiron (Claude-Louis), âgé de vingt-six ans, bien constitué, menuisier, rue du Faubourg Saint-Martin, n.° 22, était atteint de la gale depuis trois mois.

Son traitement a commencé le 2 avril et a duré huit jours, pendant lesquels il a pris seize fumigations, à deux par jour.

Ce malade a été renvoyé guéri.

5.e *Observation.*

Masson (Jean-Baptiste), âgé de dix-neuf ans, fortement constitué, rue de la Harpe, n.° 58, atteint de la gale depuis un mois, a fait usage des fumigations depuis le 2 avril jusqu'au 10 inclusivement. Pendant ces huit jours il a pris seize fumigations à deux par jour; après quoi il a été jugé guéri.

Visité chez lui le 10 mai, un mois après, sa santé était en très-bon état, sans aucune apparence de boutons de gale, de démangeaisons, ni d'insomnies.

Sa guérison paraissait solide et parfaite.

6.e *Observation.*

Ledoux (Robert), âgé de vingt-deux ans, commis fripier, quai de l'École, n.° 8, près le Pont-Neuf, bien constitué, atteint d'une gale miliaire très-abondante depuis un mois et demi, a pris deux fumigations par jour depuis le 2 avril jusqu'au 11 inclusivement; après ce traitement de dix jours, le malade a été guéri et renvoyé chez lui après sa vingtième fumigation.

7.e *Observation.*

LEROUX (Jean-Baptiste-François), âgé de cinquante-un ans, journalier, rue Basse porte Saint-Denis, n.° 1, constitution délicate, s'est présenté, le 2 avril, dans un état de dépérissement. Le lendemain il a été atteint d'une fièvre adynamique qui l'a fait succomber avant qu'il eût été mis en traitement et qu'il eût commencé les fumigations.

MALADES DE LA II.e SÉRIE.

8.e *Observation.*

YTRANGER, âgé de vingt-quatre ans, atteint d'une gale confluente d'un mois, non encore traitée, ayant eu une première gale il y a quatre ans, éprouvait les plus vives démangeaisons et des insomnies très-incommodes.

Il a pris quinze fumigations depuis le 8 avril jusqu'au 17 du même mois.

Dès la première fumigation, les boutons étaient amortis, les démangeaisons cessées et le sommeil revenu.

Il est sorti guéri le 17 avril, ayant encore la peau des reins boutonneuse, mais sans aucune démangeaison.

9.e *Observation.*

BENINE (Alexis), âgé de quarante-quatre ans, ayant depuis quatre à cinq mois une gale confluente aux cuisses et aux mains, avec de fortes démangeaisons et des insomnies très-opiniâtres, non encore traité, ayant eu déjà la gale à quatorze et à vingt-deux ans, a pris deux fumigations sulfureuses par jour, depuis le 8 avril jusqu'au 17, en tout dix jours de traitement et quatorze fumigations; après lesquelles il est sorti guéri.

10.e *Observation.*

AULARD, âgé de dix-huit ans, ayant une gale discrète depuis un mois, apparente seulement aux mains et aux cuisses, éprouvait de fortes démangeaisons et de cruelles insomnies; non encore traité, ayant eu une première gale à quinze ans et une seconde à dix-sept ans, a pris les fumigations sulfureuses depuis le 8 avril jusqu'au 17, en tout neuf jours de traitement pour douze fumigations. Dès les premières, la démangeaison et l'insomnie ont cessé. A la dixième fumigation il était guéri; il s'en est allé après la douzième.

11.e *Observation.*

ÉTERBACH (Louis-Alexandre), âgé de quinze ans, ayant depuis un mois une gale discrète sur toute la surface du corps, confluente seulement aux mains, éprouvant beaucoup de démangeaisons et d'insomnies, n'ayant point encore été traité, a pris quinze fumigations depuis le 8 jusqu'au 17 avril, c'est-à-dire pendant dix jours, après quoi il a été jugé guéri.

12.e *Observation.*

MILLET (Nicolas), tapissier, rue Saint-Éloi, n.° 2, maison Ragoulleau, âgé de dix-huit ans, ayant depuis deux mois une gale confluente sur tout le corps, éprouvant beaucoup de démangeaisons sans insomnie, avait seulement pris chez lui quelques tisanes. Il a reçu six fumigations en quatre jours, depuis le 8 jusqu'au 11 avril, après lesquelles il a été jugé guéri.

13.e *Observation.*

LOYPEL (Jean-Alexandre), âgé de seize ans, boucher, rue de la Verrerie, n.° 29, atteint depuis deux mois d'une gale très-confluente sur toute la surface du corps, d'une apparence pustuleuse, éprouvant peu de démangeaisons et d'insomnies, n'ayant pas encore été traité, a pris douze fumigations en six jours, du 8 au 13 avril, après quoi il a été jugé guéri.

14.e *Observation.*

PRÉVOST (Jean-Bernard), âgé de trente-trois ans, ayant de larges pustules siphilitiques sur toute la surface du corps, principalement au visage et aux bras, a été adressé au jury par M. Ruffin, pour être soumis aux fumigations sulfureuses, afin de voir leurs effets sur cette éruption portée au plus haut degré.

Ces pustules s'étaient manifestées depuis environ deux mois, à la sortie de l'hôpital des vénériens, où il avait été traité pendant près de quatre-vingts jours.

Il éprouvait habituellement un mal de gorge qui paraissait participer au caractère siphilitique; il ressentait des démangeaisons et des insomnies très-incommodes; sa figure était plombée et sa santé très-altérée. Après trente fumigations, ce malade se trouvait en bon état; ses pustules étaient fort rétrécies, très-desséchées, réprimées, n'occasionnaient plus de démangeaisons.

Le mal de gorge était à-peu-près dissipé, le teint du visage fort amélioré, l'appétit et le sommeil revenus.

Les nombreuses pustules de ce malade pouvaient être regardées comme guéries, excepté une seule, située au pli du bras gauche, qui, proportionnellement, était beaucoup moins avancée vers la guérison à cause d'une gerçure ou crevasse profonde dépendant probablement des mouvemens de l'avant-bras sur le bras.

Après trente-six fumigations générales, ce malade se trouvant un peu fatigué par la trop grande chaleur, l'oppression, &c., on lui a fait seulement des fumigations locales sur cette pustule opiniâtre, au moyen d'un tuyau dont l'embouchure l'enfermait en s'appliquant sur elle et ne portait la vapeur sulfureuse que sur ce point. La guérison de cette pustule, qui n'est pas encore tout-à-fait achevée, a été très-avancée par ce moyen.

Ce malade se trouvant faible et mal à l'aise, a tout-à-fait interrompu les fumigations, soit locales, soit générales; on ne peut deviner ce qui arrivera ultérieurement et s'il reprendra les fumigations.

Cette observation reste donc incomplète; mais elle est une preuve de la très-grande efficacité des fumigations sulfureuses sur les maladies éruptives les plus rebelles, les plus étrangères à la gale et du plus mauvais caractère.

Examiné le mardi, 8 mai, ce malade était en très-bon état sous le rapport de ses pustules siphilitiques; la plus opiniâtre et la plus grave de toutes, située au pli du bras gauche avec une profonde crevasse, pouvait être regardée comme guérie, et il ne restait plus de toutes ses pustules que les taches d'un rouge brun où elles avaient eu lieu et qui attestaient encore la profonde altération de la peau.

Ainsi donc l'affection pustuleuse siphilitique peut être considérée chez cet homme comme guérie, autant qu'on la considère comme affection cutanée; mais la cachexie vénérienne, qui paraît s'être emparée de toute l'économie, ne doit pas être regardée comme détruite, puisque ce malade ressent encore des malaises et de la faiblesse, que son teint est altéré, &c.; peut-être même cet état n'exige-t-il que l'emploi raisonné et bien suivi des toniques de toute espèce.

MALADES DE LA III.e SÉRIE.

15.e *Observation.*

STIERLIN, âgé de vingt-un ans, atteint, depuis quinze jours, d'une gale compliquée de dartres ulcérées aux jambes, a pris sept fumigations depuis le 17 jusqu'au 22 avril, c'est-à-dire, pendant cinq jours, après quoi il est sorti guéri de la gale et de ses dartres.

16.e Observation.

BODNON (Pierre), âgé de quatorze ans, atteint de la gale, a pris les fumigations sulfureuses depuis le 17 jusqu'au 27 avril; en tout, sept jours de traitement pour douze fumigations.

Dès la troisième fumigation, il a éprouvé une grande amélioration, l'appétit et le sommeil sont revenus, il est resté peu de démangeaisons.

A la neuvième fumigation, le malade n'avait plus de démangeaisons et pouvait être regardé comme guéri.

17.e Observation.

ROQUET, âgé de dix-sept ans, atteint de la gale, a reçu neuf fumigations du 17 au 21 avril. Après les deux premières fumigations, on ne remarquait point de changement notable; après la cinquième fumigation, il y avait une grande amélioration, les démangeaisons avaient cessé.

Il a été renvoyé guéri le 21 avril, cinquième jour de son traitement.

18.e Observation.

ANTOINE (Pierre), âgé de vingt-sept ans, a pris douze fumigations en dix jours, du 17 au 27 avril.

Après la troisième fumigation, les démangeaisons étaient moindres; après la neuvième, il était presque guéri; à la douzième, la guérison était complète.

19.e Observation.

RENARD (Alexis-Nicolas), âgé de vingt-quatre ans, atteint de la gale depuis deux mois : à la deuxième fumigation qu'on lui a administrée, les démangeaisons étaient moins fréquentes et moins vives, il allait très-bien; à la sixième fumigation, il n'avait plus de démangeaisons, l'appétit et le sommeil étaient bons.

Il a été renvoyé guéri après dix fumigations qu'il a prises du 18 au 23 avril, c'est-à-dire, en six jours.

20.e Observation.

DEBUSSY, âgé de trente-huit ans, était atteint, depuis un mois, d'une gale miliaire qui s'était développée après une saignée faite à l'hôpital de Mons.

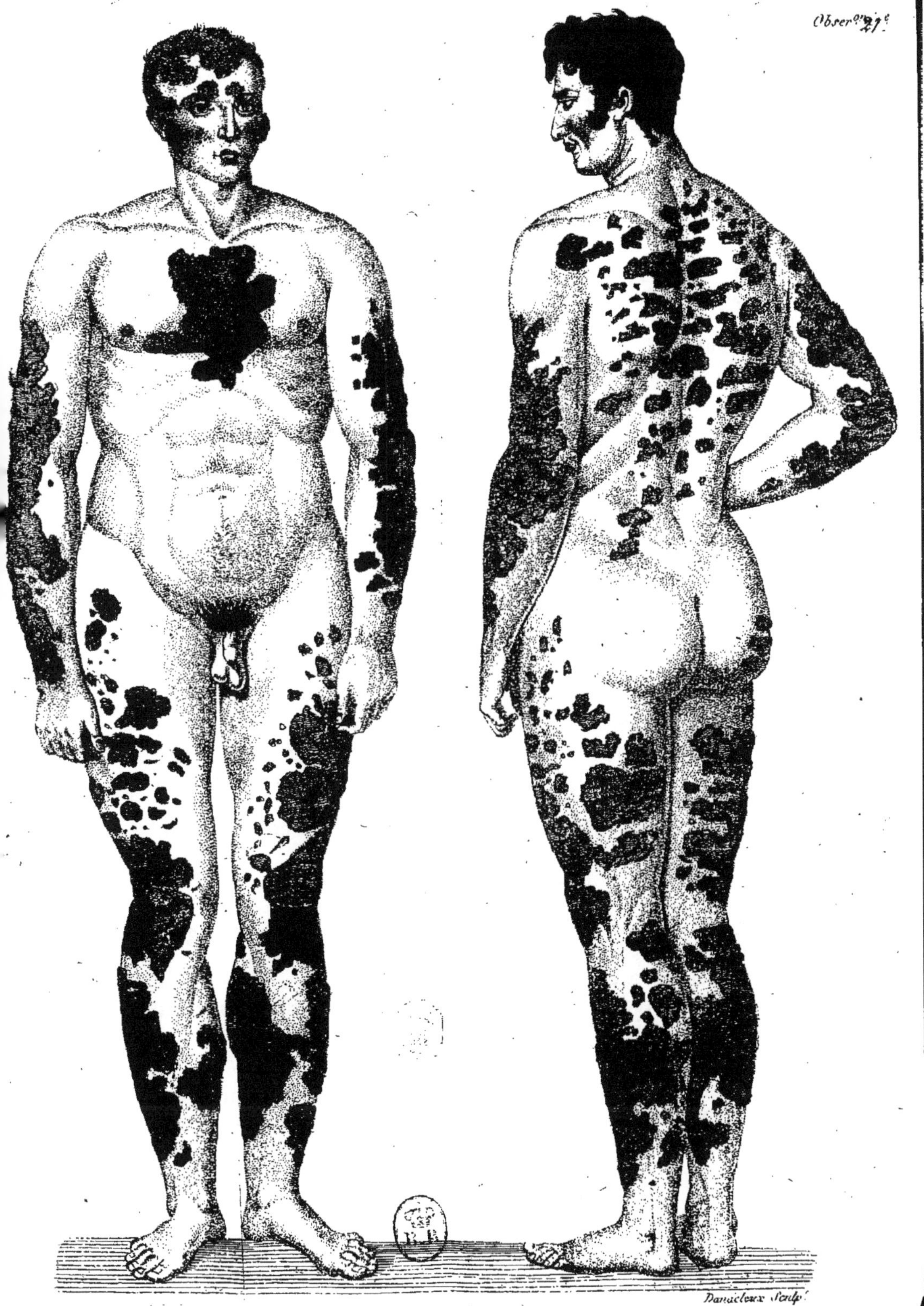
Obser.on 21e
Danieleux Sculp.t

Après sa quatrième fumigation, il n'avait presque plus de démangeaisons, le sommeil n'était point troublé, l'appétit était fort bon.

Quatorze fumigations, données en cinq jours, ont suffi pour sa guérison complète.

21.e *Observation.*

JACQUEMINE, âgé de vingt-cinq ans, couvert dans une grande surface du corps de dartres circinées, a commencé à prendre les fumigations le 17 avril.

A la quatrième fumigation, il n'avait plus de démangeaisons, le sommeil était bon, l'appétit recouvré, les croûtes commençaient à tomber.

A la dix-septième, les dartres étaient desséchées, affaissées et pâlies. L'amélioration de son état a été toujours croissant jusqu'à ce jour, où il a reçu sa vingt-sixième fumigation.

Il est à présumer que ce malade obtiendra par ce nouveau moyen une guérison complète, et d'autant plus sûre, qu'elle paraît marcher d'une manière lente et progressive. Les vives douleurs qu'il éprouvait aux jambes, qui étaient couvertes de dartres, ont disparu. Il peut maintenant pincer la peau où existaient ses dartres sans souffrir.

Cette guérison sera d'autant plus remarquable, que cette espèce de dartres est une des plus rebelles aux remèdes connus.

Examinées le 14 mai, les dartres de ce malade ont été trouvées très-pâles et affaissées, sans démangeaison; les larges plaques dartreuses qui couvraient la jambe droite commençaient à guérir par leur centre; la peau avait repris sa couleur naturelle dans ces endroits, seulement les bords restaient rouges; plusieurs plaques étaient entièrement guéries, dépouillées de leurs croûtes et de leurs écailles à la vingt-sixième fumigation.

22.e *Observation.*

DANDIEU (Ambroise), âgé de dix-sept ans, atteint de la gale depuis quinze jours; elle était confluente sur tout le corps.

Son traitement a commencé le 21 avril. Il a reçu onze fumigations. Son traitement était terminé le septième jour. Il est sorti radicalement guéri.

23.e *Observation.*

N***, officier d'artillerie, âgé de vingt-trois ans, avait une gale miliaire depuis six mois, confluente aux cuisses et aux avant-bras. Il fut soumis aux fumigations, pour la première fois, le 13 avril.

Sa guérison était parfaite à la vingtième fumigation, qui lui a été donnée le 23 du même mois.

24.e *Observation.*

MELLER (André-Jean), atteint de la gale, a été mis en traitement le 19 avril; il y est resté jusqu'au 28; et, dans ces neuf jours, on n'a pu lui donner que douze fumigations, parce que la fièvre le retenait le plus souvent au lit. Ses boutons avaient disparu et il semblait guéri, lorsqu'il a été transporté à l'Hôtel-Dieu pour y continuer le traitement de sa fièvre. Sans cet incident, il aurait pu continuer plus long-temps l'usage des fumigations et les faire d'une manière plus régulière.

MALADES DE LA IV.e SÉRIE.

25.e *Observation.*

BONTEL (Antoine-François), âgé de quarante-cinq ans, était atteint d'une gale confluente sur toute la surface du corps; elle existait depuis quinze jours. Il est sorti guéri le 26 avril, après cinq jours de traitement, ayant reçu seulement sept fumigations.

26.e *Observation.*

VARÉ (Gaspar), âgé de dix-sept ans, avait, depuis l'âge de cinq ans, une éruption psorique simulant la gale (prurigo). Il avait beaucoup de démangeaisons, sur-tout dans les temps froids, les grandes chaleurs et les changemens de temps. Cette éruption, très-confluente sur tout le corps, n'a jamais attaqué ni les pieds ni les mains. Cette maladie avait été inutilement traitée par les bains sulfureux, les frictions et beaucoup d'autres moyens.

Ce malade a reçu la première fumigation le 15 avril; à la neuvième fumigation les démangeaisons étaient nulles, l'appétit et le sommeil étaient revenus. Le 30 avril il a pris sa onzième fumigation; et quoique tous les symptômes de sa maladie eussent disparu, pour rendre plus sûre la guérison d'une affection aussi ancienne, on a continué jusqu'à ce moment (17 mai) de lui administrer quelques fumigations: elles sont aujourd'hui portées jusqu'à trente.

27.e *Observation.*

DUBARD (Louis-Pierre), âgé de vingt-cinq ans, d'une faible constitution, habituellement valétudinaire et tourmenté de douleurs rhumatismales très-opiniâtres, avait une gale miliaire avec un grand nombre de croûtes et de petits abcès aux fesses, aux cuisses, aux avant-bras et au scrotum. Elle était confluente. Sa maladie datait de six semaines.

Son traitement a commencé le 26 avril; il a été poursuivi jusqu'au 6 mai, époque à laquelle il était parfaitement guéri, après trente fumigations.

Examiné le 14 mai, ce malade nous a paru parfaitement guéri de la gale, dont il était difficile d'apercevoir des traces sur la peau, devenue souple et lisse, excepté à l'endroit le plus saillant des deux fesses, où les croûtes n'ont été complètement desséchées et tombées que vers les dernières fumigations. Il lui était facile de s'asseoir et de se coucher, ce qu'il ne pouvait faire avant son traitement. Il ne se ressentait plus guère de ses douleurs rhumatismales, n'avait plus de démangeaisons, l'appétit et le sommeil étaient revenus.

Ce malade, qui peut être regardé comme un des cas où la gale a été la plus rebelle, a pour cette raison prolongé son séjour dans l'hôpital, et pris un plus grand nombre de fumigations que tous les autres.

28.e *Observation.*

LARDÉ (Louis), âgé de cinquante ans, atteint d'une gale miliaire occupant toute la surface du corps depuis six mois : il avait déjà subi deux traitemens sans succès lorsqu'il s'est présenté à nous.

Il a commencé l'usage des fumigations le 26 avril : après la douzième fumigation, la plupart des boutons étaient morts; il n'existait plus que de très-petites croûtes, les unes caduques, les autres s'enlevant par le moindre frottement.

Son traitement a été terminé le 5 mai, et il est sorti très-bien guéri après avoir reçu dix-huit fumigations.

29.e *Observation.*

MISSELIN, âgé de vingt-cinq ans, avait une gale miliaire, occupant les fesses, le sternum et les avant-bras depuis six semaines. Il avait encore une dartre large comme la main, placée sur le cartilage xiphoïde; sa constitution est faible et sa santé très-délicate.

La première fumigation lui a été donnée le 26 avril. A la neuvième, la plupart des boutons étaient flétris; quelques-uns, quoique affaissés, étaient encore un peu vifs. Il est sorti le 5 mai, après seize fumigations, guéri, non-seulement de son affection psorique, mais encore de la dartre qu'il portait sur la poitrine, et dont il ne reste d'autres traces qu'une légère différence dans la couleur de la peau. Son traitement a été de neuf jours.

30.e Observation.

MOREL (Jean-Louis), rue Guérin-Boisseau, n.° 18, âgé de vingt-six ans, était affecté d'une gale pustuleuse, avec gonflement à la paume des mains. Elle existait depuis trois semaines.

Son traitement a commencé le 26 avril, et le 2 mai il était guéri, ayant reçu douze fumigations.

31.e Observation.

LEROUX (Simon), atteint d'une gale pustuleuse, n'avait encore subi aucune espèce de traitement.

Il a été mis en traitement le 26 avril: il a reçu deux fumigations chaque jour, et il était guéri le 2 mai, c'est-à-dire, en six jours de traitement.

32.e Observation.

PELLETIER, boulevart des Italiens, n.° 20, âgé de vingt-quatre ans, atteint de la gale depuis trois mois, éprouvait de grandes démangeaisons, sur-tout aux aisselles, aux reins et aux épaules; il était tourmenté d'une insomnie continuelle.

Son traitement a été commencé le 26 avril. A la dixième fumigation, les démangeaisons avaient cessé, les boutons commençaient à sécher; et à la vingtième qui lui a été administrée, sa guérison était complète.

33.e Observation.

NISSLAI avait une gale de nature dartreuse sur toute la surface du corps depuis six semaines.

Elle a cédé à l'emploi de treize fumigations, administrées du 26 avril au 2 mai, jour où il est sorti en bonne santé.

34.e Observation.

LEDIN, rue Saint-Victor, n.° 95, âgé de vingt-quatre ans, atteint d'une gale simple depuis six mois.

Il avait déjà subi deux traitemens qui n'avaient fait disparaître l'éruption que momentanément. Il éprouvait de vives démangeaisons aux cuisses, quoique les boutons ne fussent pas très-abondans.

Sa maladie a disparu entièrement après seize fumigations, qui lui ont été données du 26 avril au 5 mai.

35.e *Observation.*

MANQUET, militaire, âgé de dix-neuf ans, avait une gale générale depuis trois semaines, qui lui causait de grandes démangeaisons et le privait de sommeil.

Le 26 avril on a commencé à lui donner des fumigations, qui ont été portées au nombre de seize. Le 5 mai il était complètement guéri, après huit jours de traitement.

36.e *Observation.*

M.lle C***, âgée de dix-neuf ans, atteinte de la gale depuis huit jours, avait aussi une dartre ulcérée au sein depuis une année.

Son traitement a été remarquable par le petit nombre de fumigations qui ont été nécessaires pour sa guérison. A la septième, la gale avait entièrement disparu; la dartre prenait un meilleur aspect; et il est probable qu'on serait parvenu à la guérir de cette seconde maladie, si elle eût consenti à continuer les fumigations.

37.e *Observation.*

M.me S***, âgée de 24 ans, affectée de la gale depuis un mois, éprouvait de grandes démangeaisons avec insomnie.

Sa guérison a été aussi rapide que celle qui fait le sujet de l'observation précédente: sept fumigations ont fait disparaître tous les boutons et cesser toutes les démangeaisons.

38.e *Observation.*

M. M***, âgé de trente-six ans, chef d'ambulance, rue Mazarine, hôtel des Quatre-Nations, était affecté de la gale depuis un mois; il ne goûtait aucun repos; les démangeaisons étaient très-vives et continuelles. Il avait déjà eu la gale quelques années auparavant.

Son traitement a été commencé le 2 mai. C'est le premier malade auquel ont été administrées quatre fumigations par jour : les derniers jours on s'est borné à trois fumigations. Le succès a été complet ; et vingt fumigations, données dans l'espace de six jours, ont suffi pour détruire cette gale, qui avait un assez mauvais caractère.

39.e *Observation.*

VASSEUR (François), âgé de dix-neuf ans, ayant une teigne qui occupait tout le cuir chevelu, dont les croûtes étaient fauves, épaisses, et répandaient une très-mauvaise odeur. Cette maladie datait de dix ans.

Il a été soumis au traitement le 28 avril. Examinées après quatre fumigations, les croûtes étaient déprimées, minces, sèches et blanchâtres; la mauvaise odeur était moindre; il avait repris le sommeil et l'appétit. Sa figure, auparavant grippée, était devenue épanouie, sereine et beaucoup meilleure.

Depuis ce temps-là, les fumigations ont été continuées : la plus grande partie du cuir chevelu offre une couleur rosée; il n'existe plus de points de suppuration, excepté vers la partie inférieure de l'occipital. Le traitement de ce malade sera continué pendant quelque temps.

MALADES DE LA V.e SÉRIE.

40.e *Observation.*

EBEN-ALI (nègre), domestique chez M.me la duchesse de Montebello, âgé de vingt-deux ans, affecté d'une gale récente pustuleuse couvrant toute la surface du corps. Il existait un gonflement considérable des bras et sur-tout des mains, avec de profondes crevasses recouvertes de croûtes; il éprouvait de vives douleurs dans tous les endroits gonflés.

Son traitement a été commencé le 1.er mai. Dès la seconde fumigation, les démangeaisons avaient diminué; mais l'état des mains était toujours le même, et il avait de grandes difficultés pour faire mouvoir les doigts. Soumis à l'examen après la douzième fumigation, son état était devenu meilleur; sa main droite était dégonflée et les mouvemens rétablis. La main gauche n'est revenue à son état naturel que deux jours après la droite.

Sa guérison a été complète après vingt-deux fumigations, qui ont été données du 1.er au 13 mai. Il n'existe plus de crevasses entre les doigts, ni aucune trace de la maladie.

41.e *Observation.*

M.me C***, âgée de soixante-quatre ans, affectée d'un prurigo très-incommode depuis plusieurs années, et tourmentée depuis long-temps de beaucoup de vermine, dépendant, soit de la malpropreté, soit de la maladie, était dans un état de dépérissement général causé par une insomnie continuelle.

Cette maladie, invétérée chez un sujet qui était dans des circonstances si peu favorables, a été guérie par sept fumigations. La faiblesse de la malade n'a pas permis de lui en administrer plus d'une par jour. Elle est radicalement guérie.

42.e *Observation.*

N***, âgé de dix-sept ans, Palais-Royal, galerie vitrée, atteint de la gale depuis un mois, a été traité par cinq fumigations, dont on a donné une par jour.

La briéveté du traitement n'a porté aucune atteinte à la solidité de sa guérison. Il a été examiné un mois après sa dernière fumigation, et il n'avait aucun bouton de gale, ni aucun accident qui pût dépendre de la maladie ou du traitement.

43.e *Observation.*

N***, quai des Augustins, n.° 25, âgé de seize ans, avait la gale depuis trois ans et demi. Il avait été traité par l'onguent souffré; mais la gale avait reparu quelque temps après sans nouvelle contagion. Il a été guéri de cette récidive après dix fumigations, dont on lui a donné une chaque jour.

44.e *Observation.*

M. B***, capitaine au 103.e de ligne, âgé de trente ans, ayant, pour la première fois, la gale depuis un mois, est arrivé de l'armée à Paris, le 9 mai 1813, avec le desir d'être guéri promptement de sa maladie, parce qu'il attendait incessamment l'ordre de partir pour l'armée du nord.

Le docteur Tartra, à qui il s'adressa pour être guéri en deux ou trois jours, tout au plus, qu'il croyait avoir à sa disposition, lui conseilla l'usage des fumigations sulfureuses répétées plusieurs fois dans un même jour.

Il a pris quatorze fumigations en quatre jours, du 10 mai au 14, trois fumigations le premier et le dernier jour, et les autres, quatre.

Il a été jugé bien guéri, et s'est trouvé à-peu-près débarrassé de douleurs rhumatismales et de malaises qui le tourmentaient depuis long-temps.

45.e *Observation.*

DRUARD, âgé de dix-huit ans et demi, affecté d'une gale confluente depuis six mois, avec des boutons suppurans aux mains, a été traité par des frictions qui n'ont fait disparaître ses boutons que pour quelque temps.

Sont traitement par les fumigations a été commencé le 6 mai et terminé le 13. Il a reçu vingt-une fumigations, trois par jour.

Il est sorti entièrement guéri.

46.e *Observation.*

LAUMONIER, âgé de trente-un ans, rue des Canettes, n.° 13, a été attaqué de la gale à Moscou, en couchant avec les Russes, il y a trois mois. Il n'a fait aucun remède pour guérir cette gale. Il avait été attaqué plusieurs fois de cette maladie, qu'il avait combattue, suivant l'usage des militaires, par les œufs, le soufre, le poivre, la poudre à canon. Il avait beaucoup de démangeaisons et quelques accès de fièvre.

Il a commencé à être soumis aux fumigations le 6 mai; et le 13 du même mois, il était guéri après vingt-quatre fumigations, ce qui fait trois et quatre par jour.

47.e *Observation.*

PELLETIER (Joseph), rue Phelippeaux, n.° 28, âgé de trente-deux ans, avait des dartres au visage, sous le nez et aux épaules. Il a reçu vingt-deux fumigations, dont la dernière lui a été administrée il y a vingt-cinq jours.

Examiné dernièrement, on n'a aperçu d'autres traces de la maladie que des plaques rouges, rugueuses et écailleuses, avec quelques démangeaisons le soir.

48.e *Observation.*

RANC, rue Neuve Sainte-Geneviève, n.° 7, âgé de trente-huit ans, avait une dartre au visage depuis deux ans. Il avait été traité pour cette maladie; mais quelque temps après une guérison apparente, la dartre avait reparu plus qu'auparavant.

Il a été radicalement guéri par les vapeurs sulfureuses appliquées sur toute la surface du corps; mais non pas sur la partie malade elle-même.

Dix fumigations l'ont guéri en dix jours.

49.e *Observation.*

M. N***, âgé de quarante-huit ans, avait au menton une dartre croûteuse qui lui faisait éprouver une forte démangeaison depuis deux mois. Il a été débarrassé de cete dartre par quinze fumigations administrées sur toute la surface du corps, excepté la tête, comme dans le traitement des affections psoriques : guéri dans quinze jours.

50.e *Observation.*

LEFÈVRE (Jean-Pierre), rue Mouffetard, n.° 100, âgé de soixante-un ans, était affecté depuis cinq ans de dartres au périnée, à la nuque et derrière les oreilles; il était tourmenté de démangeaisons très-vives. Quatorze fumigations ont déterminé un changement considérable dans son état. Les démangeaisons ont diminué, les dartres ont pris un bon aspect. Le traitement, qui a déjà eu de grands avantages, n'est pas encore terminé.

51.e *Observation.*

M. M***, âgé de trente-trois ans, faubourg Saint-Denis, n.° 52, avait une dartre au menton recouverte de croûtes. Il avait fait beaucoup de traitemens intérieurs et extérieurs sans aucun succès.

Il a été traité par huit fumigations générales et cinq locales, chacune de ces dernières d'une demi-heure. Il est sorti avec une entière guérison.

52.e *Observation.*

M.me C***, rue du Gros-Chenet, au coin de la rue de Cléry, avait des dartres humides aux bras et à l'avant-bras, pour lesquelles elle avait fait plusieurs traitemens sans succès. On lui a administré soixante-dix fumigations, soit générales, soit locales, pendant l'espace de deux mois. Non-seulement les plaques dartreuses sont disparues, mais la peau qui était malade a repris sa couleur, sa douceur et sa flexibilité.

53.e *Observation.*

M. M***, receveur de Louviers, rue du Vieux-Colombier, n.° 14, âgé de trente-cinq ans, avait eu la gale il y a vingt ans, et ne s'en était débarrassé qu'avec beaucoup de peine et après avoir fait plusieurs traitemens usités.

Sa faible constitution et son tempérament nerveux, joints à plusieurs autres causes physiques ou morales, ont engendré chez cet homme une hypocondrie opiniâtre, accompagnée des malaises et des douleurs qui appartiennent à ce genre de maladie. C'est sur-tout dans la région des deux hypocondres qu'il ressent des souffrances habituelles.

Ce malade a cru devoir attribuer le mauvais état de sa santé à la gale qu'il a eue dans son jeune âge, et à la répercussion de l'humeur psorique. Toutes les personnes qu'il a consultées l'ont encore confirmé davantage dans son opinion, qui du reste est assez accréditée parmi le vulgaire et même parmi un très-grand nombre de médecins, mais qui est formellement démentie par les connaissances positives et précises sur la nature de la gale. En effet, comment accorder la répercussion de cette maladie, si, comme tout le prouve, elle est due à l'existence d'un insecte dans l'épaisseur du tissu de la peau.

M. M*** a voulu enfin exécuter le projet depuis long-temps prémédité de regagner la gale, pour dissiper, selon lui, la source de tous ses maux. Il est venu à Paris dans cette intention et s'est adressé à M. le professeur Bourdier, qui s'est bien gardé de démentir sa croyance, voulant sans doute mettre fin à l'affection hypocondriaque qui afflige cet homme: il lui a dit qu'il fallait porter une chemise de galeux.

Sur ces entrefaites, il s'est présenté au docteur Galés, qui l'a présenté au jury. On lui a fait mettre deux chemises de galeux, qui ne lui ont point donné la gale. M. Galés s'est alors décidé à lui transmettre artificiellement la gale, en empruntant à trois galeux l'insecte renfermé dans leurs boutons.

Ces trois galeux sont les n.os 15 du tableau (Stierlin), 26 (Dubard) et 36 (M.me S***). On a placé les insectes dans la concavité de verres de montres, et on a appliqué cette concavité sur les deux bras de M. M***, en les maintenant, du soir au lendemain, à l'aide d'un bandage roulé.

Cette application a été répétée trois fois, à quelques jours de distance, et avec deux ou trois verres à-la-fois.

Ce n'est qu'au bout de dix ou douze jours que la peau est devenue rouge et tuméfiée aux endroits où les verres avaient été appliqués.

Ces parties sont devenues très-douloureuses et n'ont pas tardé à laisser apercevoir quelques petits points qui se sont insensiblement convertis en véritables boutons de gale accompagnés d'un prurit très-désagréable.

Ces boutons, rares dans les premiers jours, se sont ensuite multipliés, ont gagné peu à peu le contour des bras, les aisselles, le dos, les hanches et enfin les cuisses.

Les bras ont été tuméfiés et douloureux, sur-tout le gauche, dont la main a été enflée, ainsi que toute la longueur du membre; le sommeil et l'appétit ont été peu dérangés; il n'est pas survenu de fièvre.

Cet homme, très-satisfait d'avoir réussi à reprendre la gale, prend toutes les précautions possibles pour augmenter son éruption et l'entretenir un certain temps. A son avis, plus il sort de boutons, plus l'ancienne humeur répercutée se porte au-dehors et doit le préserver des accidens qu'il a éprouvés par le passé.

Tel est l'état où il se trouvait le 13 mai, bien décidé à ne faire guérir cette nouvelle gale que lorsqu'il sera sûr qu'il ne reste plus rien de l'ancienne gale répercutée (1).

54.e Observation.

Mme L***, âgée de trente ans, avait un grand nombre de dartres furfuracées aux cuisses, aux bras, au sein et aux jambes : elle avait fait usage d'un grand nombre de remèdes, et entre autres de la quintessence de Mettemberg, qui lui avait causé des convulsions sans améliorer l'état de sa peau.

Elle a été mise à l'usage des fumigations sulfureuses depuis le 1.er mars. Dans ce moment (13 mai), elle a eu soixante fumigations tant locales que générales ; son état est infiniment meilleur, et tout fait bien augurer de la portion de traitement qui est encore à faire.

55.e Observation.

Mme TÉLÉMAQUE, âgée de vingt-deux ans, atteinte d'une gale pustuleuse, avec dartres suppurantes au sein, enceinte de sept mois et demi, a pris neuf fumigations en quatre jours, après quoi les démangeaisons ont cessé, les boutons de gale ainsi que les dartres se sont desséchés. Elle a été regardée comme guérie.

56.e Observation.

M. P***, âgé de vingt-un ans, d'une constitution faible et délicate, atteint de la gale depuis deux mois, a pris treize fumigations en quatre jours, et a été jugé guéri.

---

(1) Dès le moment que M. M*** fut convaincu qu'il avait de nouveau gagné la gale, on remarqua en lui une amélioration de santé due sans doute à la cure de l'imagination, qui commença dès l'apparition des symptômes de la nouvelle infection. Pour donner à l'éruption le temps de se porter au degré qu'il croyait nécessaire, le malade fit un voyage au lieu de sa résidence. A son retour, je le reconduisis chez M. le chevalier Bourdier, qui me l'avait adressé : nous y explorâmes les pustules, et nous y trouvâmes des cirons. Deux jours après la clôture du Rapport du jury, et d'après le conseil de M. Bourdier, le malade s'est soumis aux fumigations sulfureuses. Après quinze jours, la cure était complète. Pour lui complaire, je les ai poussées jusqu'à vingt-deux. Reconnu guéri par M. Bourdier, il est retourné dans le sein de sa famille, sain de corps et d'esprit. Avant son départ, le retour à la santé se signalait chez lui par celui du sommeil, de l'appétit et de la gaieté, et sur-tout par un éclat de teint qu'il n'a, disait-il, jamais connu. *(Note de M. Galès.)*

57.e *Observation.*

M. B***, âgé de vingt-deux ans, avait depuis six semaines une gale miliaire. Quinze fumigations, prises en cinq jours, l'ont parfaitement guéri.

58.e *Observation.*

Lebret (Narcisse), âgé de ving-six ans, bonnetier, rue des Maures, n.o 104, était atteint de dartres à la face et à l'une des oreilles depuis vingt ans, à la suite de la petite-vérole. Cette dartre suppurait habituellement et occasionnait de très-grandes démangeaisons.

A la huitième fumigation, le prurit était fort diminué, le suintement avait cessé, les croûtes étaient tombées.

Après dix fumigations, la peau avait recouvré sa souplesse, les démangeaisons avaient complètement disparu. Depuis cette époque, c'est-à-dire le 8 mai, la dartre continue de marcher vers sa guérison, comme si le malade prenait encore des fumigations, quoiqu'il les ait interrompues il y a huit jours.

Sa guérison paraît devoir être assurée pour un terme très-prochain.

Clos le 18 Mai 1813.

Signé A. T. Tartra, Pinel, A. Dubois, Bouillon-Lagrange et Esparron.

Vu et approuvé :

Le Membre du Conseil, signé Mourgue.

[N.° 2.]

TABLEAU DES EXPÉRIENCES.

[N. 2.]

TABL[illegible]S EXPÉRIENCES.

MALA[illegible]LA I.re SÉRIE.

NOMBRE des malades.	NOMS ET PRÉNOMS des malades.	PROFESSION et domicile.	ÂGE ET LIEU de naissance.	NATU[illegible] de la malad[illegible]	DATES [illegible]	DATES de la sortie du traitement.	DURÉE du traitement.	NOMBRE de fumigations	RÉSULTAT du traitement.	MALADES par séries.	OBSERVATIONS.
1.	COSTÉ..........	peint.c, rue du Grand Hurleur, n.o 11..	56 ans.	Gale..........	[illegible]	10 avril 1813.	8 jours..	16 fumig.	Guéri...	1.	Constitution moyenne.
2.	DEVÉ (Étienne-Robert).........	peintre, rue de Bretagne, n.o 21....	28 ans.	Gale de quinz[illegible]	[illegible]	idem....	idem....	idem....	Guéri....	2.	Bonne constitution.
3.	BRUNET (François).	charpentier, rue des Marais, n.o 66...	55 ans. Canville (H.te-Garonne).	Gale d'un mois[illegible]	[illegible]	idem....	idem....	idem....	Guéri....	3.	Faible et convalescent d'un catarrhe pulmonnaire et douleurs rhumatismales.
4.	COIRON (Claude-Louis)........	menuisier, rue Saint-Martin, n.o 22...	26 ans. (Villeleiain).	Gale de trois m[illegible]	[illegible]	idem....	idem....	idem....	Guéri....	4.	Bonne constitution.
5.	MASSON (Jean-Baptiste).........	domestique, rue de la Harpe, n.o 58.	19 ans. Dendricourt. (Eure).	Gale d'un mois[illegible]	[illegible]	idem....	idem....	idem....	Guéri....	5.	Forte constitution.
6.	LEDOUX (Robert)..	commis fripier, quai de l'École, n.o 8.	22 ans.	Gale miliaire [illegible] dante depuis [illegible] demi.......	[illegible]	11 avril.	10.	20.	Guéri....	6.	Bonne constitution.
7.	LEROUX (Jean-Baptiste-François)...	journalier, rue Basse porte Saint-Denis, n.o 1..........	51 ans. Jouy. (Seine-et-Oise).	Gale de deux m[illegible]	[illegible]	"	"	"	"	7.	Constitution délicate; mort le deuxième jour de son arrivée avant d'entrer en traitement et d'avoir pris une seule fumigation.

Suite du *TABLE[illegible]ES EXPÉRIENCES.*

MALA[illegible] LA II.e SÉRIE.											
NOMBRE des malades.	NOMS ET PRÉNOMS des malades.	PROFESSION et domicile.	ÂGE ET LIEU de naissance.	NATU[illegible] de la malad[illegible]	DATES [illegible] l'entrée en [illegible]ement.	DATES de la sortie du traitement.	DURÉE du traitement.	NOMBRE de fumigations	RÉSULTAT du traitement.	MALADES par séries.	*OBSERVATIONS.*
8.	YTRANGER.......	Rue des Vieilles-Étuves, n.° 10......	24 ans....	Gale confluente [illegible]	[illegible]ril 1813	17 avril.	10 jours.	15 fum.	Guéri....	1..	A eu la gale il y a quatre ans; non encore traité de la gale actuelle.
9.	BENINE (Alexis)...	Rue du Ponceau, n.°	44 ans....	Gale de quatre [illegible]	[illegible]em....	*Idem*....	*Idem*....	14 *id*...	Guéri....	2..	A eu la gale à quatorze et à vingt-deux ans; non traité de la gale actuelle : fortes démangeaisons, insomnies.
10.	AULARD.........	Rue de la Mortellerie, n.° 152.....	18 ans....	Gale discrète [illegible] aux mains et [illegible]	[illegible]em....	*Idem*....	*Idem*....	12 *id*...	Guéri....	3..	Première gale à quinze ans, deuxième, à 17; non encore traité de la gale actuelle : fortes démangeaisons et insomnies.
11.	ESTERBACH (Louis-Alexis)........	Rue Saint-Victor, n.° 95.........	15 ans....	Gale d'un mois, [illegible] sur le corps, [illegible] aux mains....	[illegible]em....	*Idem*....	*Idem*....	15 *id*...	Guéri....	4..	Non encore traité de la gale actuelle : beaucoup de démangeaisons et insomnies.
12.	MILLET (Nicolas)..	Tapissier, rue Saint-Eloi, n.° 2......	18 ans....	Gale de deux m[illegible] fluente sur tou[illegible]	[illegible]em....	11 avril.	4 jours..	6 *id*....	Guéri....	5..	Beaucoup de démangeaisons sur tout le corps; sommeil; a bu des tisanes.
13.	LOYPEL (Louis-Alexis)........	Boucher, rue de la Verrerie, n.° 39.	16 ans....	Gale depuis de[illegible] confluente su[illegible] corps, pustul[illegible]	[illegible]em....	13 avril.	6 jours.	12 *id*...	Guéri....	6..	Sommeil, peu de démangeaisons : non encore traité.
14.	PRÉVOST (Jean-Bernard).......	Rue du Faubourg St.-Martin, n.° 95..	33 ans....	Larges pustules [illegible] tiques sur [illegible] parties du corp[illegible] dos, bras, &c.	[illegible]avril..	//	//	30 *id*...	//	7..	A subi pendant deux mois et demi un traitement à l'hôpital des vénériens : adressé par M. Ruffin.

Suite du *TABLEA[U DE]S EXPÉRIENCES.*

MALAD[ES DE] LA IIIe SÉRIE.											
NOMBRE des malades.	NOMS ET PRÉNOMS des malades.	PROFESSION et domicile.	ÂGE ET LIEU de naissance.	NATURE de la maladie.	DATES [d]l'entrée en [trai]tement.	DATES de la sortie du traitement.	DURÉE du traitement.	NOMBRE de fumigations	RÉSULTAT du traitement.	MALADES par séries.	OBSERVATIONS.
15.	STIERLIN........	rue St-Dominique, n.° 32.........	21 ans......	Gale de quinze jours, co[m]pliquée de dartres [i]rées aux jambes...	[illegible] avril.	22 avril.	5 jours..	7 fumig.	Guéri....	1.	
16.	BODNON (Pierre)..	r. des Petits-Champs St-Martin, n.° 15.	14 ans.....	Gale............	[illegible]...	24 avril.	7 jours..	12 *id*...	Guéri....	2.	
17.	ROQUET.........	rue de Charonne, n.° 98.........	17 ans.....	Gale............	[illegible]...	21 avril.	5 jours..	9 *id*....	Guéri....	3.	
18.	ANTOINE (Pierre)..	cour Saint-Jean-de-Latran, n.° 5....	27 ans.....	Gale............	[illegible]...	27 avril.	10 jours.	12 *id*...	Guéri....	4.	
19.	RENARD (Alex.-Nic.)	marché St-Martin, n.° 11.........	24 ans.....	Gale de deux mois...	[illegible] avril.	23 avril.	6 jours..	10 *id*...	Guéri....	5.	
20.	DEBUSSI.........	Vieille rue du Temple, n.° 32.....	38 ans.....	Gale d'un mois, mil[iaire], qui s'est déclarée [après] une saignée......	[illegible] avril.	22 avril.	5 jours..	14 *id*...	Guéri....	6.	
21.	JACOMINE........	barrière d'Italie, au Grand salon....	25 ans.....	Dartre circinée, large[s pla]ques sur tout le co[rps]	[illegible]...	〃	〃	26 *id*...	〃	7.	
22.	DAUDIEU (Ambr.).	cour Saint-Jean-de-Latran........	17 ans.....	Gale de quinze jours, [con]fluente sur tout le co[rps]	[illegible] avril.	27 avril.	7 jours..	11 *id*...	Guéri....	8.	Première gale.
23.	C***...........	officier d'artillerie..	23 ans.....	Gale miliaire de six m[ois], confluente aux cu[isses] et aux bras......	[illegible] avril.	23 avril.	10 jours.	20 *id*...	Guéri....	9.	
24.	MELLER (And.-Jean)	rue de la Roquette, n.° 10.........	〃	Gale............	[illegible] avril.	28 avril.	9 jours..	12 *id*...	Guéri....	10.	Fièvre continuelle : sorti le 1.er mai.

Suite du *TABLEA*[…]*S EXPÉRIENCES.*

MALAD[…]LA IV.e SÉRIE.

NOMBRES des malades.	NOMS ET PRÉNOMS des malades.	PROFESSION et domicile.	ÂGE ET LIEU de naissance.	NATURE de la maladie.	DATES de l'entrée en traitement.	DATES de la sortie du traitement.	DURÉE du traitement.	NOMBRE de fumigations	RÉSULTAT du traitement.	MALADES par séries.	OBSERVATIONS.
25.	BONTET (Ant.-Fr.).	Faubourg Saint-Antoine, n.° 300...	45 ans....	Gale de quinze jour[…] fluente sur toute l[…] face du corps....	[…]vril.	26 avril.	5 jours..	7 fumig.	Guéri....	1.	
26.	V***...........	Marchand, rue du Harlay........	17 ans.....	Prurigo depuis onz[…]	[…]vril.	30 *id*...	15 jours.	30 *id*...	Guéri...	2..	Éruption psoriforme; beaucoup de démangeaisons par le froid, les grandes chaleurs, les changemens de temps; très-confluente, jamais aux mains ni aux pieds.
27.	DUBARD (Louis-P.re)	rue de Viarmes....	25 ans.....	Gale miliaire, abc[…] fesses, confluent[…] cuisses, au scrot[…] puis six semain[…]	[…]vril.	6 mai...	10 jours.	30 *id*...	Guéri....	3.	
28.	LARDÉ (Louis)....	passage Lesdiguiere, n.° 8.........	50 ans. ...	Gale miliaire de si[…] sur toute la surf[…] corps.........	[…]	5 *id*....	9 jours..	18 *id*...	Guéri....	4..	Ayant subi deux traitemens sans succès.
29.	MISSELIN.........	rue Thibautodé....	25 ans.....	Gale miliaire de si[…] aux fesses, aus[…] aux avant-bras[…]	[…]	*Idem*....	*Idem*....	16 *id*...	Guérison de la gale; dartre sur le cartilage xiphoïdeone, guérie.	5..	Faible constitution, santé délicate; large plaque dartreuse de l'étendue de la main sur la partie antérieure et moyenne de la poitrine, guérie en même temps.
30.	MOREL (Jean-Fr.).	bottier, rue Guérin-Boisseau, n.° 18..	26 ans.....	Gale pustuleuse d[…] semaines, bouto[…] rapprochés, gon[…] de la paume des[…]	[…]	2 mai...	7 jours..	12 *id*...	Guéri...	6.	
31.	LEROUX (Simon)..	rue de la Vieille-Monnaie.	〃	Gale pustuleuse.[…]	[…]	*Idem*....	6 jours..	12 *id*...	Guéri...	7..	N'ayant encore subi aucun traitement.
32.	PALTETIER (Claude)	march., boulevart des Italiens, n.° 20.	24 ans.....	Gale de trois mois[…]	[…]	5 mai...	9 jours..	20 *id*...	Guéri....	8..	Ayant de grandes démangeaisons.
33.	NISSLAI..........	à Versailles.......	〃	Gale de nature d[…] sur toute la su[…] corps depuis […] maines.......	[…]	2 mai...	7 jours..	13 *id*...	Guéri...	9.	
34.	LEDIN...........	marchand de figures, rue Saint-Victor, n.° 95.........	24 ans.....	Gale simple, bouto[…] depuis dix mois[…]	[…]	5 mai...	9 jours..	16 *id*...	Guéri....	10.	Ayant subi deux traitemens qui n'ont fait disparaître l'éruption que momentanément; vives démangeaisons aux cuisses.
35.	MANQUET.........	militaire, à St.-Denis (Caserne)......	19 ans.....	Gale de trois se[…] occupant toute la[…] du corps.....	[…]	*Idem*....	8 jours..	16 *id*...	Guéri....	11.	Boutons nombreux aux cuisses et aux fesses.
36.	M.me C***	tapissière, rue de Cléry.........	19 ans.....	Gale de huit jour[…] au sein, d'un a[…]	[…]	30 avril.	5 jours..	7 *id*....	Guérie...	12.	
37.	M.me S***.........	....	24 ans.....	Gale d'un mois..[…]	[…]	29 avril.	4 jours..	7 *id*....	Guérie...	13.	
38.	N***............	Chef d'ambulance, r. Mazarine, n.° 4.	36 ans.....	Gale d'un mois..[…]	[…]	8 mai...	6 jours..	20 *id*...	Guéri....	14.	A eu une autre gale quelques années auparavant; a pris quatre fumigations par jour, quelquefois trois.
39.	N*** (François)....	à Épinay (Seine)..	19 ans.....	Teigne très-forte[…] croûte farineuse[…] dix ans.......	[…]il.	〃	〃	〃	〃	15.	

Suite du *TABLE*[illegible]*ES EXPÉRIENCES.*

MALAD[illegible] LA V.e SÉRIE.

NOMBRE des malades.	NOMS ET PRÉNOMS des malades.	PROFESSION et domicile.	ÂGE ET LIEU de naissance.	NATURE de la maladie.	DATES de l'entrée en traitement.	DATES de la sortie du traitement.	DURÉE du traitement.	NOMBRE de fumigations	RÉSULTAT du traitement.	MALADES par séries.	*OBSERVATIONS.*
40.	EBEN-ALI (nègre).	domestique chez M.e la duchesse de Montebello.	22 ans.	Gale récente et pu[illegible] sur toute la sur[illegible] corps.	[illegible] mai 1813.	13 mai.	13 jours.	22 fum.	Guéri.	1.	Gonflement considérable des bras et des mains, accompagné de vives douleurs; a eu trois fois la gale, la première à l'âge de neuf ans, la deuxième il y a quatre ans, traité à l'hôpital Saint-Louis.
41.	M.me C***	chez les Dames de Saint-Roch	64 ans.	Prurigo	[illegible]mai.	11 mai.	7 jours.	7 *id.*	Guérie.	2.	Peau très-brune, habituellement et depuis long-temps beaucoup de vermine dépendant soit de la malpropreté, soit de la maladie; grande insomnie, démangeaison, dépérissement général.
42.	W***	galerie vitrée du Palais-Royal.	17 ans 1/2.	Gale d'un mois	[illegible]mai.	*Idem.*	5 jours.	5 *id.*	Guéri.	3.	Examiné un mois après sa dernière fumigation, n'avait aucune traces de boutons de gale; a eu autrefois une première gale.
43.	M***	quai des Augustins, n.o 25.	16 ans.	Gale de trois mo[illegible]	[illegible]mai.	*Idem.*	10 jours.	10 *id.*	Guéri.	4.	Traitement par les frictions sulfureuses auparavant, la même gale est revenue sans nouvelle contagion.
44.	M. B***	capitaine au 103.e de ligne.	30 ans.	Gale d'un mois	[illegible]mai.	14 mai.	4 jours.	14 *id.*	Guéri.	5.	Quatre fumigations par jour; première gale, accompagnée de douleurs rhumatismales.
45.	DRUARD	militaire	18 ans 1/2.	1.re gale confluen[illegible]	[illegible]mai.	13 mai.	7 jours.	28 *id.*	Guéri.	6.	Boutons suppurans aux mains, ulcération frottée avec un onguent; passée et revenue.
46.	LAUMONIER	armurier, rue des Canettes, n.o 13.	31 ans.	Gale de trois mois, à Moscow	[illegible]	*Idem.*	7 jours.	24 *id.*	Guéri.	7.	Trois et quatre fumigations par jour; il s'était traité trois ou quatre fois inutilement avec un onguent d'œufs, soufre, poivre et poudre à canon; beaucoup de démengeaisons, fièvre.
47.	PELLETIER	rue Phelippeaux, n.o 28.	32 ans.	Dartre au visage.	[illegible]	〃	〃	22 *id.*	Guéri.	8.	Dartre au visage, sous le nez et aux épaules; la dernière fumigation, vingt-cinq jours.
48.	N***	menuisier, r. Neuve-S.te-Geneviève.	38 ans.	Dartre au visage[illegible] deux ans.	〃	〃	〃	10 *id.*	Guéri.	9.	Sur la surface du corps, immédiatement sur le visage.
49.	M. W***		48 ans.	Dartre au menton, [illegible] mois.	〃	〃	〃	15 *id.*	Guéri.	10.	

Suite du *TABLEAU DES EXPÉRIENCES.*

Suite des MALADES DE LA V.e SÉRIE.

NOMBRE des malades.	NOMS ET PRÉNOMS des malades.	PROFESSION et domicile.	ÂGE ET LIEU de naissance.	NATURE de la maladie.	DATES d'entrée en traitement.	DATES de sortie du traitement.	DURÉE du traitement.	NOMBRE de fumigations	RÉSULTAT du traitement.	MALADES par séries.	*OBSERVATIONS.*
50.	LEFÈVRE (J.n-Pierre).	perruquier, r.e Mouffetard, n.o 100..	61 ans.	Dartres depuis cinq	″	″	″	14 fum.	Guéri....	11.	Resté en traitement.
51.	M. M***........	faubourg S.t-Denis, n.o 52.........	33 ans.	Dartres au visage...	″	″	″	8 générales. 5 locales.	Guéri....	12.	
52.	M.me ***........	rue du Gros-Chenet, au coin de la rue de Cléry.......	....	Dartres humides aux ... et aux avant-bras.	... nov.	1.er janv.	2 mois.	70 fum.	Guérie...	13.	La peau a repris sa douceur.
53.	MARQUET.......	receveur à Louviers, rue du Colombier, n.o 22.........	....	Gale transmise....	″	″	″	″	″	14.	
54.	M.me ***........	rue des P.ts-Champs, n.o 11.........	....	Dartres aux cuisses, ... bras, au sein, &c.	... mars	″	″	60 *id.*..	Très-bien.	15.	En traitement.
55.	M.me ***........	rue des Cordiers S.t-Jacques, n.o 6...	22 ans.	Gale pustuleuse ... tres au sein.....	″	″	4 jours.	9 *id.*...	Guérie...	16.	Enceinte de sept. mois et demi; les démangeaisons ont cessé ainsi que les dartres.
56.	M. P***........	....	21 ans.	Gale depuis deux ...	″	″	4 jours.	13 *id.*...	Guéri....	17.	Constitution faible et délicate.
57.	M.me B***.......	....	22 ans.	Gale miliaire. 6 se...	″	″	5 jours.	15 *id.*...	Guérie...	18.	
58.	M. ***..........	rue des Maures, n.o 104..........	26 ans.	Dartres au menton ... suite de la petite ... depuis vingt ans.	″	″	5 jours.	10 *id.*...	″	19.	Amélioration toujours croissante.

...los le 18 mai 1813.

Signé PINEL, TARTRA, ESPARRON, A. DUBOIS, BOUILLON-LAGRANGE, DE LAPORTE.

VU et approuvé :

Le Membre du Conseil, signé MOURGUE.

OBSERVATIONS

De plusieurs Maladies traitées et guéries par les Fumigations sulfureuses ;

RECUEILLIES PAR LE DOCTEUR *LA ROCHE*,

SOUS LES YEUX DE MM. *LE ROUX*, DOYEN DE LA FACULTÉ DE MÉDECINE, &c. ET *HALLÉ*, PROFESSEUR, &c.

I.re OBSERVATION. — *Dartres fluentes, croûteuses.*

L*** (Pierre), âgé de quarante-cinq ans, d'un tempérament bilieux et d'une forte constitution, eut, à l'âge de trente-cinq ans, un bubon siphilitique dont il fut traité à l'hospice des Vénériens. Un an après, il contracta successivement quatre gonorrhées qui furent combattues par l'usage du mercure.

A quarante-un ans, L*** fut atteint d'une dartre fluente, croûteuse, provoquant un sentiment d'ustion, accompagné d'un prurit insupportable. D'abord développée sur le dos des mains, la maladie gagna bientôt les cuisses et les jambes; on la traita par la liqueur de Van-Swieten et par des lotions faites avec de l'eau de Mettemberg : ce traitement en arrêta les progrès, la fit momentanément disparaître; mais un mois après, elle revint et força ce malade à entrer à l'hôpital Saint-Louis, le 24 septembre 1814.

Le 28 septembre, on soumit L*** aux fumigations sulfureuses: à la troisième fumigation, les démangeaisons étaient moins vives; à la huitième, elles avaient presque entièrement disparu, la suppuration avait diminué; à la quatorzième, les croûtes qui existaient aux cuisses et aux jambes commençaient à tomber, le malade ne sentait plus de démangeaisons qu'en sortant de l'appareil, la dartre des mains ne présentait aucun changement notable; à la dix-neuvième, les croûtes des cuisses et des jambes n'existaient plus, la suppuration était tarie, la peau était simplement rugueuse, plissée et brunâtre; mais les mains suppuraient davantage.

A la vingt-septième fumigation, la peau des cuisses et des jambes était revenue à son état naturel; les croûtes des mains étaient moins épaisses, elles se détachaient facilement; on ne trouvait plus de pus au-dessous d'elles, seulement il y avait de petits boutons disséminés çà et là, que l'action de la vapeur sulfureuse faisait bientôt sécher.

A la trente-sixième fumigation, la peau des mains conservait un peu de rougeur, de tension, mais elle était nette; à la quarantième, elle n'était plus que rugueuse et brunâtre; à la cinquante-troisième, elle avait repris son état ordinaire; à la cinquante-huitième, le malade est sorti guéri.

2.e Observation. — *Dartre squammeuse, humide.*

M*** (Jean-Charles), âgé de cinquante-un ans, né à Misery, département de la Somme, bonnetier de profession, d'un tempérament sanguin et d'une constitution affaiblie, a été sujet, dès sa plus tendre enfance, à des éruptions anomales de petits boutons blanchâtres fournissant un pus de même couleur.

A quarante-quatre ans, M*** fut atteint à la jambe gauche d'une dartre squammeuse lichénoïde : au troisième mois de son apparition, elle se répandit sur tout le corps par plaques dures, coriaces et blanchâtres : ces plaques se réunirent entre elles; l'éruption prit alors le caractère de dartre squammeuse humide; l'humeur qui s'en échappait pouvait se comparer à une rosée abondante. Le malade, en se grattant, détachait une espèce d'épiderme semblable à des pelures d'ognon. Six mois après l'invasion de la maladie, M*** fut mis à l'usage des tisanes dépuratives, de l'extrait de douce-amère, des sucs d'herbes; enfin, on lui administra le muriate de mercure doux, uni au soufre sublimé, et l'on joignit à ce traitement l'emploi des bains chauds ordinaires. Ces moyens firent disparaître la dartre; mais elle fut de suite remplacée par des douleurs générales et sur-tout très-vives aux articulations des membres thoraciques et abdominaux. Six mois après, les douleurs cessèrent et l'éruption herpétique reparut. On employa encore le traitement mercuriel, qui ne fut suivi que d'une guérison momentanée, car l'affection se renouvela au quatrième mois; elle fit alors des progrès rapides : un grand nombre de plaques d'un rouge vif se développèrent sur toute la surface du corps; elles restèrent isolées sur les bras, le dos et la poitrine, tandis que sur les membres inférieurs, elles se confondirent entre elles, et donnèrent à la peau de ces extrémités l'apparence d'un pantalon : ces plaques étaient parsemées de petits boutons d'où suintait une espèce de sérosité ichoreuse qui s'étendait, se desséchait rapidement, et donnait lieu à une pellicule mince, luisante, qui se gerçait bientôt. Un prurit excessif, une chaleur brûlante, ne laissaient aucun repos au malade; c'était sur-tout pendant la nuit que ses souffrances devenaient intolérables : l'altération des fonctions digestives et la faiblesse furent promptement la suite d'un pareil état.

C'est dans cet état que M*** entra à Saint-Louis, le 10 septembre 1814. On le fit d'abord frotter avec le cérat soufré; il prit quelques bains simples : le premier moyen détermina une irritation très-violente à la peau, sur-tout aux extrémités abdominales; les jambes se tuméfièrent, le prurit et la douleur devinrent plus intenses, la fièvre s'alluma.

Le 15 septembre, on soumit le malade aux fumigations sulfureuses : à la deuxième, l'intensité de l'irritation cutanée, la tuméfaction des jambes et l'état fébrile diminuèrent; après la troisième, il y eut un peu de sommeil; à la cinquième, les jambes étaient entièrement désenflées. Depuis cette époque, M*** alla toujours de mieux en mieux jusqu'à la vingt-cinquième fumigation, où il se manifesta de petits boutons phlegmoneux à la poitrine et au dos, qui ne tardèrent pas à disparaître; à la quarante-troisième, le lieu où les dartres avaient existé n'était plus que rugueux et couvert de petites squammes très-minces qui se détachaient facilement; enfin le malade est sorti parfaitement guéri après la cinquante-huitième fumigation.

3.e Observation. — *Dartre croûteuse.*

D*** (Jean-François), tabletier, âgé de vingt-sept ans, d'un tempérament bilieux, né d'un père qui a une dartre à la lèvre supérieure, contracta la gale à l'âge de dix ans; il en fut traité d'une manière assez incomplète, et depuis cette époque cette maladie a reparu plusieurs fois.

D*** eut au printemps de l'an 1813, à la joue, une légère dartre furfuracée qui gagna progressivement, pendant tout l'été, le reste de la face : au commencement de l'hiver, elle changea de caractère, elle devint croûteuse; elle était formée de plaques aplaties, lisses et rouges dans certains endroits, rugueuses dans d'autres : ces rugosités étaient produites par des croûtes jaunâtres élevées au-dessus de la peau, agglomérées entre elles; on trouvait sous elles un ichor visqueux et transparent. Un sirop que le malade désigne sous le nom d'antirachitique fut mis en usage : son effet fut de rendre l'affection herpétique plus considérable; elle se porta sur les cuisses, puis sur tout le reste du corps. Les démangeaisons étaient si fortes que le malade avait perdu le sommeil; il passait sur-tout les nuits à se gratter avec une telle fureur, que sa peau

Obser.on 3e

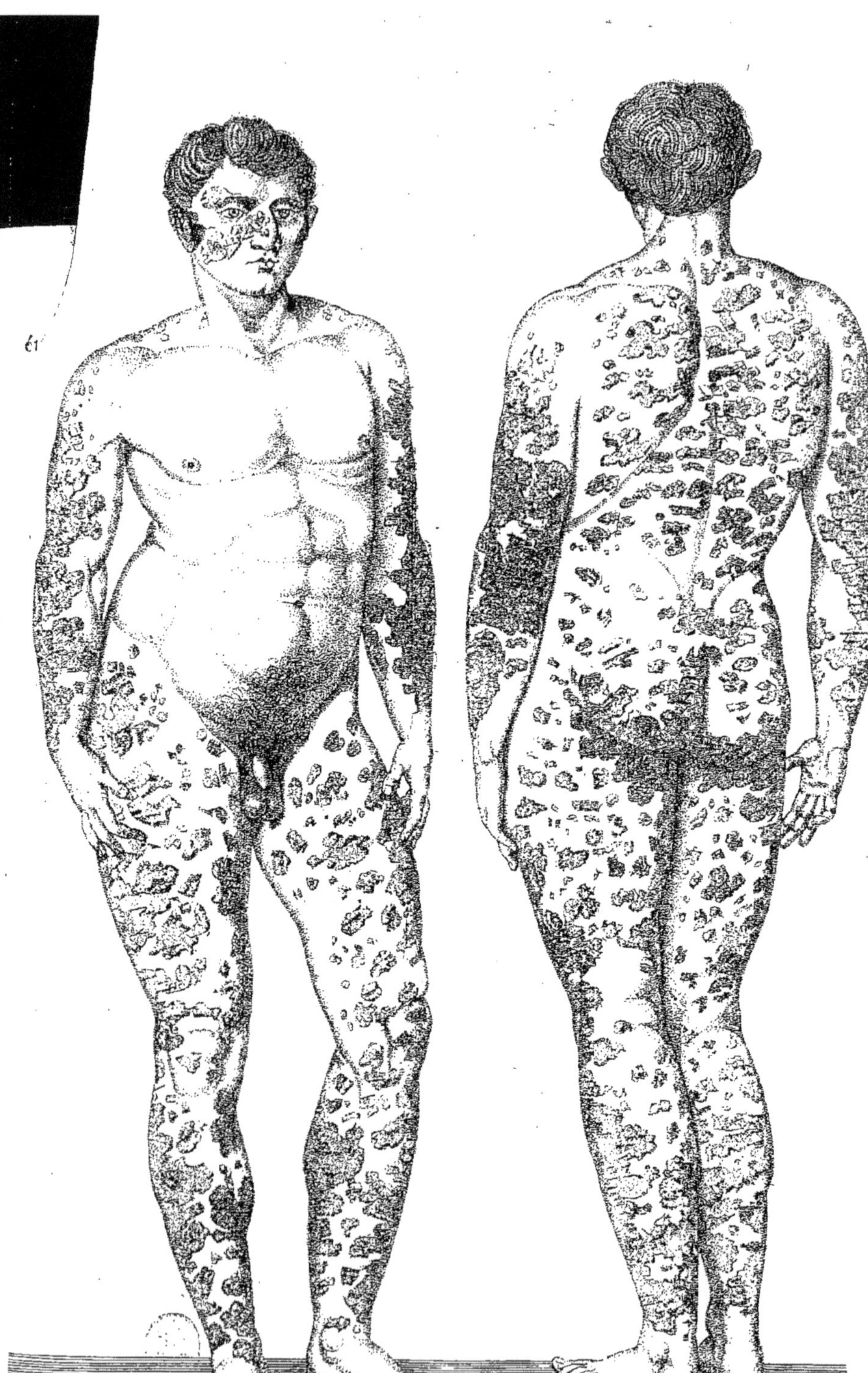

était couverte d'une humeur ichoreuse sanguinolente assez abondante pour humecter sa chemise et ses draps.

Admis le 18 juillet 1814 à l'hôpital Saint-Louis, D*** fut mis à l'usage des bains sulfureux sans aucun résultat favorable pour sa guérison.

Le 13 septembre 1814, on le soumit aux fumigations sulfureuses : à la deuxième, les démangeaisons diminuèrent, le sommeil revint; à la huitième, les croûtes tombèrent, la suppuration qui les produisait devint moins abondante; à la quatorzième, elle se tarit; à la quinzième, il se forma sur diverses parties du corps des boutons phlegmoneux d'où s'échappait un pus blanchâtre; cette éruption fut accompagnée d'un mouvement fébrile qui fut de peu de durée; à la vingt-huitième fumigation, ces boutons se desséchèrent; mais les dartres prirent le caractère de squammeuses humides; la peau était d'un rouge intense, parsemée d'écailles pelliculeuses fortement adhérentes par leurs bords, s'exfoliant difficilement, gercées sur leur surface; cependant le prurit n'était point brûlant comme cela s'observe habituellement dans cette espèce de dartre : elle fut long-temps rebelle; deux cents fumigations ont été nécessaires pour en amener la guérison. Actuellement D*** se porte bien; nuls symptômes herpétiques n'ont reparu. Toutes les fonctions s'exécutent bien, et déjà un assez grand laps de temps, passé dans cet état parfait de santé, fait croire que l'on n'aura point à craindre de rechute.

4.ᵉ Observation. — *Dartre fluente, croûteuse.*

H*** (Pierre), né au Havre, âgé de quarante-neuf ans, d'un tempérament sanguin et d'un forte constitution, eut la siphilis à trente ans; il en fut guéri par un traitement méthodique. À l'âge de trente-deux ans, il fut atteint d'une dartre fluente croûteuse à la jambe gauche, avec tuméfaction considérable de ce membre; elle se porta ensuite sur l'autre jambe, et finit par envahir tout le corps: elle était accompagnée d'une démangeaison assez violente pour troubler le sommeil du malade.

H*** fut soumis, à l'hôpital Saint-Louis, aux fumigations sulfureuses le 21 septembre 1814: à la deuxième fumigation, la démangeaison diminua et le sommeil revint; à la cinquième, les dartres s'améliorèrent, principalement celles des bras et du dos; l'amélioration de celles qui existaient aux extrémités inférieures ne fut sensible qu'à la onzième fumigation; à la douzième, la jambe gauche revint à son état naturel; à la quinzième, les croûtes de la jambe droite tombèrent; à la vingt-deuxième, celles qui avaient persisté sur les autres parties du corps se détachèrent, leur chute laissa à nu de petites plaques rouges, d'où suintait une sérosité qui en se séchant produisait des squammes très-minces. A la trentième fumigation, l'écoulement de cette sérosité cessa : les plaques dartreuses n'étaient plus remarquables que par une légère rugosité et une couleur brunâtre de la peau ; il s'en détachait de petites écailles comme dans la dartre farineuse. À la quarantième fumigation, la peau était revenue à son état naturel. Ce malade est sorti complètement guéri le 1.er novembre 1814.

5.e OBSERVATION. — *Dartre fluente, croûteuse.*

B***, âgé de soixante-six ans, né de parens sains, d'un tempéramment bilioso-nerveux et d'une constitution moyenne, s'est toujours bien porté jusqu'à l'âge de vingt-cinq ans, où il fut atteint d'une blénorrhagie dont il fut méthodiquement traité. Il contracta par la suite deux autres affections vénériennes, qui fureut combattues par le mercure : le malade suivit inexactement ce traitement; sa santé fut, dès-lors, toujours chancelante, son caractère devint emporté. A l'âge de soixante-cinq ans, à la suite d'un violent mouvement de colère, son corps fut couvert d'une dartre squammeuse, qui, six mois après, prit le caractère de dartre croûteuse fluente. Le penis était collé au scrotum par un ichor visqueux qui était bien plus abondant à cette partie : plusieurs dépôts purulens existaient aux extrémités supérieures et inférieures; ils étaient entourés d'une large aréole rouge, mais sans autre caractère inflammatoire : nulle douleur ne se faisait sentir daus le foyer de la suppuration. Des bains dans lesquels entrait le sulfure de potasse, l'usage à l'intérieur de la décoction de fumeterre et d'un sirop antiscorbutique, n'amenèrent aucun résultat avantageux pour la guérison du malade, qui cessa tout traitement. L'affection herpétique jeta de profondes racines; les plaques dartreuses, d'isolées qu'elles étaient, se réunirent et n'en formèrent plus qu'une, qui couvrait toute l'habitude du corps; le prurit était insupportable et le sommeil absolument nul.

C'est dans cet état que B*** fut admis à l'hôpital Saint-Louis (le 15 septembre 1814) et soumis aux fumigations sulfureuses. Après la quatrième, les démangeaisons cessèrent, le sommeil revint. On pratiqua l'ouverture des dépôts au moyen du bistouri; à la dix-huitième fumigation, ils n'existaient plus; après la quarante-deuxième fumigation, l'éruption avait entièrement disparu. La peau conservait cependant une couleur cuivreuse : on administra

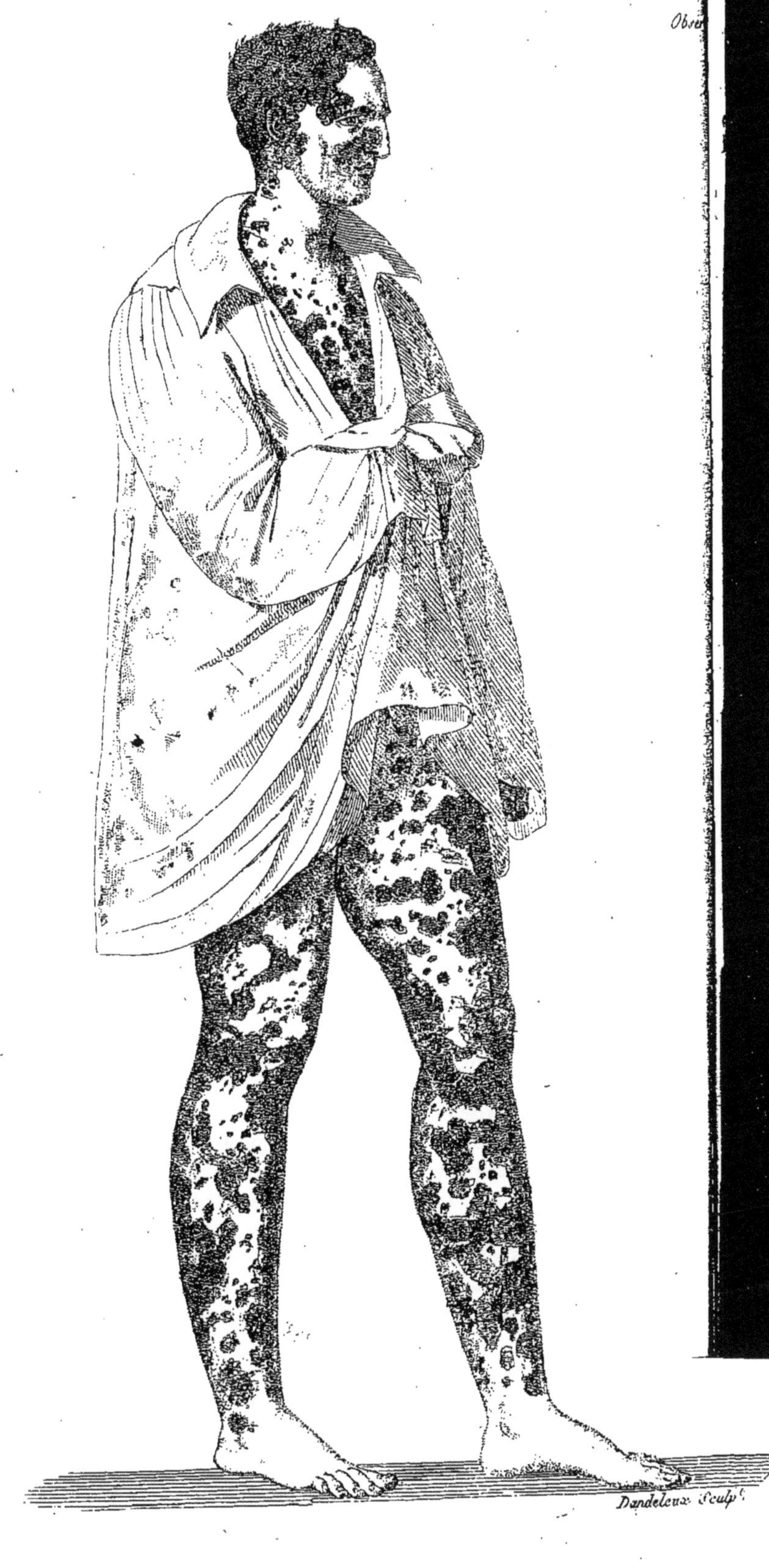
Obser
Dandeleux Sculp.t

ore huit fumigations qui enlevèrent cette coloration; depuis, dartres n'ont plus reparu et le malade s'est toujours bien porté.

6.e OBSERVATION. — *Dartres squammeuses, centrifuges.*

F*** (Louis-François-Marie), âgé de vingt-sept ans, d'un mpérament sanguin, d'une forte constitution, fut atteint, dans on enfance, d'une ophtalmie qui devint chronique; il se manifesta n même temps aux paupières une affection herpétique. On emloya les lotions d'eau végéto-minérale; elles guérirent l'ophtalmie t répercutèrent les dartres : cette répercussion fut immédiatement uivie de l'éruption d'autres dartres qui parurent avec le caractère esquammeuses centrifuges, et qui occupèrent d'abord le creux des ains, et se répandirent ensuite sur les bras, le tronc et les extréités inférieures. Ce malade resta plusieurs années dans cet état ns employer aucun moyen curatif. Des bains tièdes simples t des frictions faites avec le soufre lui furent enfin conseillés : éruption disparut; un an après, elle revint avec le même degré intensité.

F*** entra à l'hôpital Saint-Louis dans le courant de septembre 814. Les dartres étaient répandues sur toute la surface du corps, ais elles étaient plus rares sur l'abdomen et les fesses; elles préntaient des cercles concentriques plus ou moins réguliers, formés écailles d'un jaune clair qui se desséchaient, tombaient et se enouvelaient bientôt. Ces cercles allaient en croissant du centre la circonférence, la peau qu'ils avaient occupée était lisse, rouge parsemée de quelques légères écailles; le prurit était vif, cepenant point assez continu pour suspendre le sommeil du malade.

On le soumit aux fumigations sulfureuses : la maladie fut penant plusieurs jours rebelle à ce traitement; à la trente-troisième migation seulement, on vit un changement favorable; après la oixante-quatorzième, le malade est sorti parfaitement guéri.

7.e OBSERVATION. — *Dartre furfuracée, circinée.*

D*** (François-Victor), âgé de vingt-trois ans, d'un tempéament sanguin, d'une bonne constitution, meunier de profession, ouit d'une santé florissante jusqu'à l'âge de treize ans, époque à quelle il fut atteint d'une dartre furfuracée circinée sur toutes les parties du corps, particulièrement aux bras et au dos. Le malade prit des tisanes amères et des bains simples sans avantage notable pour sa guérison. Deux ans après ce traitement, D*** contracta la gale en couchant avec son frère, qui en était affecté : on fit disparaître cette maladie par l'emploi de l'onguent citrin et des bains d'eau douce; mais l'affection herpétique conserva son intensité et son caractère primitifs.

D*** entra à l'hôpital Saint-Louis le 7 septembre 1814, et fut mis de suite à l'usage des fumigations sulfureuses. A la vingtième fumigation, le lieu où avaient existé les plaques dartreuses n'était plus que rouge; après la trentième fumigation, D*** est sorti guéri.

8.e OBSERVATION. — *Dartre croûteuse, humide.*

T*** (François), garçon limonadier, âgé de quinze ans, d'un tempérament lymphatique, portait à la face, depuis son plus jeune âge, une dartre furfuracée volante. Dans le mois d'août 1814, cette dartre changea de caractère; elle devint croûteuse, humide, et se propagea de la face aux mains et aux mollets.

T*** entra à l'hôpital Saint-Louis le 20 septembre 1814, où on lui administra les fumigations sulfureuses. A la huitième, les croûtes tombèrent et la suppuration se tarit, excepté à la face; à la douzième, la peau des mains et des mollets devint entièrement nette; mais il se fit à cette époque au visage une éruption de boutons de la grosseur d'un petit pois; ils avaient le caractère phlegmoneux et furent accompagnés d'un accès fébrile : les parties de la face qui n'étaient point altérées par l'affection herpétique devinrent rouges, animées; les urines étaient troubles et sédimenteuses. On mit le malade à une boisson délayante et l'on continua les fumigations sulfureuses. Cette série de symptômes inflammatoires, ou peut-être cette crise, disparut à la quatorzième fumigation, qui détermina des sueurs bien plus copieuses que précédemment. On continua encore l'usage de la vapeur de soufre, et T*** sortit guéri après trente-six fumigations.

9.e OBSERVATION. — *Dartre squammeuse, humide, qui a été compliquée d'ictère.*

N***, âgé de vingt-trois ans, d'un tempérament sanguin, né à Versailles, de parens sains, fut atteint, à l'âge de vingt-un ans, de dartres croûteuses qui se manifestèrent d'abord aux jambes, ensuite aux bras, et successivement sur toute l'habitude du corps. Divers moyens qui avaient été conseillés à ce malade par plusieurs médecins, furent sans succès. Ayant entendu parler des fumigations sulfureuses, il se décida à entrer à l'hôpital Saint-Louis, le 24 octobre 1814, pour se soumettre à leur emploi.

Obser.on 9e.

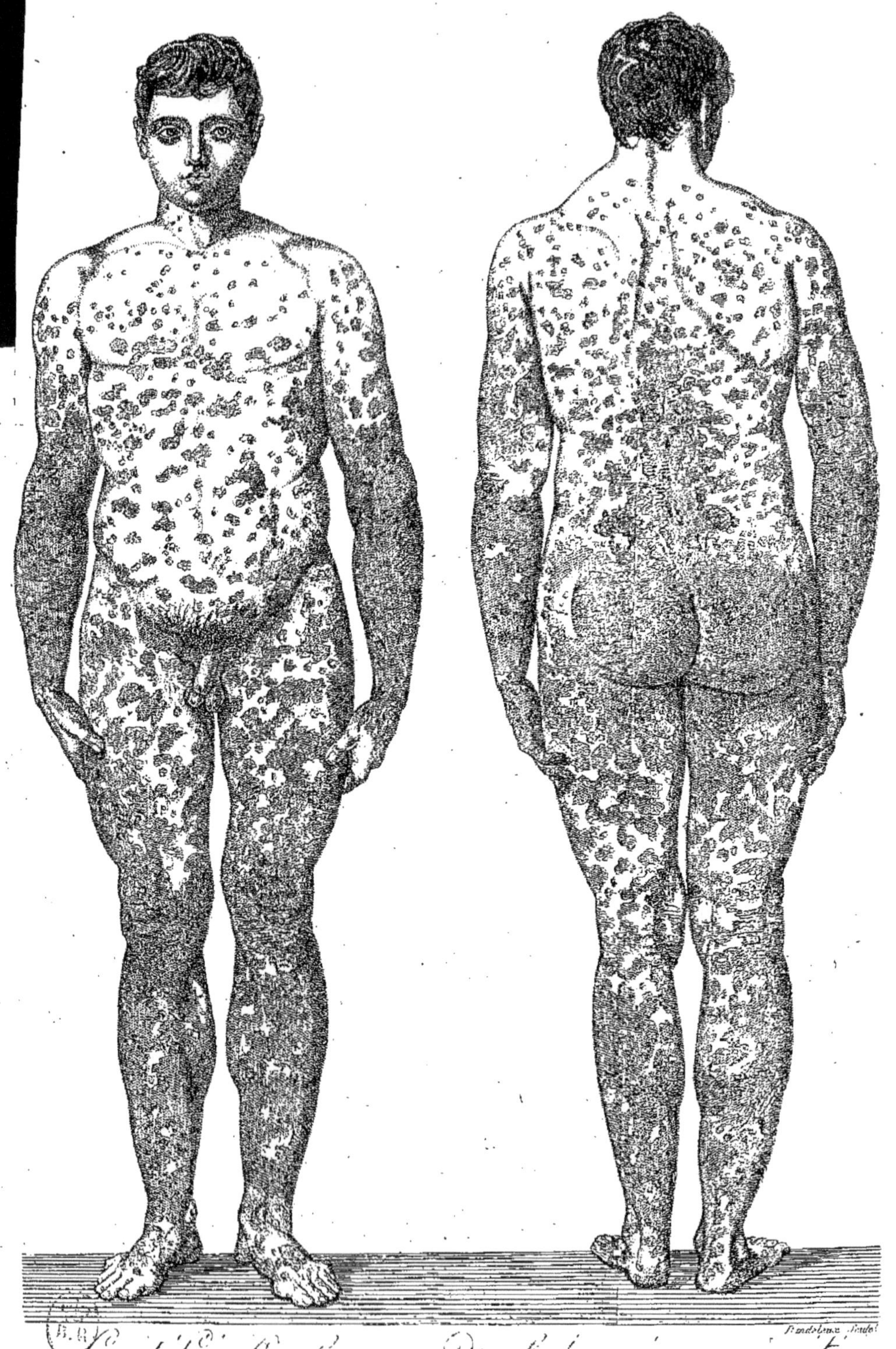

Certifié Conforme au Malade qui nous a été présenté le 5 9bre 1814. (Signé) J. J. Le Roux, Hallé.

A cette époque, les dartres avaient pris le caractère de squammeuses humides; elles couvraient toute la surface du corps, excepté la plante des pieds, la paume des mains et la face. On employa de suite les fumigations sulfureuses; le malade en prenait tous les jours une, quelquefois deux. Après la seizième, il survint un ictère occasionné par un violent mouvement de colère. On suspendit les fumigations sulfureuses, et l'on combattit l'ictère par les moyens ordinaires.

Après la disparition de cette affection secondaire, on remit le malade à l'usage des fumigations, que l'on porta jusqu'à soixante et quinze. Quoiqu'il y eût alors une grande amélioration dans l'état de N***, l'impatience de ne point encore être entièrement guéri le fit recourir aux bains d'eau sulfureuse, qu'il employa pendant un mois sans aucun avantage. Il revint encore aux fumigations sulfureuses; leur nombre, pour tout le traitement, en fut porté à cent trois, et le malade est sorti de l'hôpital dans le mois de mars, parfaitement guéri. Depuis cette époque jusqu'à présent (mois d'octobre 1815), N*** jouit d'une très-bonne santé; il n'a pas reparu un seul bouton sur son corps.

10.e Observation. — *Dartre croûteuse, humide.*

Q*** (Claude), âgé de dix-huit ans, d'un tempérament lymphatique, né d'une mère dartreuse, fut atteint, à la suite d'une suppression de sueurs, d'une éruption de petits boutons sur les cuisses, qui disparut sans l'emploi d'aucun moyen; bientôt après, il survint des dartres croûteuses humides sur les mains, et particulièrement sur la gauche.

Traité par l'usage des dépuratifs, Q*** n'en retira aucun avantage. Entré à l'hôpital Saint-Louis le 27 septembre 1814, il fut soumis, le 28, aux fumigations sulfureuses. A la troisième, les croûtes tombèrent; à la huitième, la peau où les dartres avaient existé était simplement rugueuse et rouge; cet état du tissu cutané persista jusqu'à la vingt-quatrième fumigation, et le malade fut guéri à la trentième.

11.e Observation. — *Dartre croûteuse, humide.*

D*** (Stanislas), âgé de seize ans et demi, d'un tempérament lymphatique, né d'une mère scrofuleuse et affectée de dartres, fut sujet, dès son enfance, à une dartre croûteuse et humide, qui se répandait par plaques sur tout le corps, ensuite disparaissait, en restant cependant toujours fixe sur la tête.

Admis à l'Enfant-Jésus, D*** y fut traité pendant cinq mois par la méthode de M. Jadelot, médecin de cet hospice, et ne fut point guéri. Entré à l'hôpital Saint-Louis le 15 mai 1814, on lui administra infructueusement, d'abord les bains chauds ordinaires et le soufre à l'intérieur, puis les bains sulfureux. Le 10 août, il fut soumis aux fumigations sulfureuses. A la douzième, les dartres avaient disparu dans plusieurs endroits; cependant elles existaient encore au bras gauche, sur les mains et les jambes. Cette ténacité subsista jusqu'à la vingtième fumigation : après, la dartre n'était plus répandue que par plaques sèches se détachant facilement; la peau avait perdu sa couleur rouge intense. Les fumigations ont été portées jusqu'à quarante et le malade a été complètement guéri.

12.e OBSERVATION. — *Ulcères dartreux rongeans, avec diathèse scorbutique.*

S***, âgé de vingt-six ans, d'un tempérament bilioso-sanguin, d'une constitution très-robuste, exerçant la profession de porte-faix, était atteint, depuis dix ans, de plusieurs ulcères dartreux rongeans, scorbutiques à la jambe gauche; il avait en vain cherché sa guérison dans divers hôpitaux de Paris.

Admis à l'hôpital Saint-Louis le 17 septembre 1814, S*** offrit l'état suivant : face d'une lividité verdâtre, gencives rouges, molles et tuméfiées, inappétence, insomnie, lassitude générale, aversion pour l'exercice, découragement, tristesse; la jambe gauche était du double de son volume ordinaire, la peau qui la recouvrait était violacée dans toute son étendue; dans quelques points, elle était dure, bosselée ou parsemée de petites pustules ulcérées d'où s'écoulait une espèce de sérosité assez âcre pour corroder le tissu dermoïde environnant : il existait trois ulcères; le plus considérable était situé à la malléole interne; ils étaient d'une profondeur de neuf lignes, à bords inégaux, sanguinolens; il s'en échappait un pus roussâtre et fétide; la peau qui les entourait présentait une rougeur érysipélateuse foncée; le malade éprouvait sur toute l'extrémité affectée une douleur sourde prurigineuse.

S*** fut mis de suite à un régime tonique, aux amers et à l'usage des fumigations sulfureuses. A la sixième, les ulcères se détergèrent, la suppuration en devint louable, la sérosité qui provenait des pustules n'était plus corrosive, la jambe commença à se dégorger, un prurit insupportable avait remplacé les douleurs; on le fit disparaître par l'application de cataplasmes émolliens. A la dix-huitième fumigation, la jambe revint à son volume ordinaire, mais elle conservait encore sa couleur violacée; les pustules ayant disparu, le tissu réticulaire ne fut plus altéré. A la vingt-sixième fumigation, il n'existait plus que l'ulcère qui occupait la malléole interne, la peau de la jambe était ridée, il s'en détachait une quantité considérable de pellicules sèches, elle avait repris sa couleur naturelle. A la cinquante-deuxième fumigation, le malade a été parfaitement guéri. Les ulcères ne se sont point rouverts, quoique S*** fasse souvent des exercices violens et porte des fardeaux très-lourds.

Il est à remarquer que, dès le moment où il y a eu un changement avantageux dans l'état de la jambe, il y a eu aussi une amélioration dans les fonctions de la digestion et dans le moral du malade, dont l'espoir de sa guérison a été constamment soutenu par des progrès rapides.

13.e Observation. — *Rhumatisme goutteux.*

P*** (Jean-Baptiste), âgé de trente-six ans, cocher de fiacre, d'un tempérament bilieux, contracta, au commencement d'août 1814, une gonorrhée virulente qu'il supprima subitement par l'emploi des astringens. Cette répercussion fut instantanément suivie de douleurs déchirantes aux extrémités inférieures, mais bien plus violentes encore au calcanum; les malléoles étaient très-tuméfiées et rouges; les douleurs se faisaient aussi sentir au cou et aux articulations scapulo-humérales; elles étaient toujours plus intenses le soir que dans la journée, et constamment accompagnées, à la même époque, d'un mouvement fébrile.

P*** fut reçu comme externe à l'hôpital Saint-Louis, et soumis aux fumigations sulfureuses le 15 août 1814. A la deuxième fumigation, la douleur du cou et des épaules cessa; celle des talons augmenta; à la septième elle diminua : depuis ce moment, la diminution a été progressive; aucune souffrance n'existait après la centième fumigation, qui a été la dernière. Ce malade fut d'abord conduit à Saint-Louis dans une voiture, ensuite il y vint à cheval, puis à pied.

L'écoulement gonorrhoïque a commencé à reparaître à la huitième fumigation; il était abondant lorsque le malade les a cessées. Un traitement antivénérien a été mis en usage, et la guérison a été parfaite; la santé de P*** a été jusqu'à présent toujours florissante.

14.e Observation. — *Engorgement lymphatique au genou droit, Prurigo sur tout le corps.*

M. P. L***, né à Chaumont, département de l'Oise, âgé de trente ans, d'un tempérament lymphatique, d'une constitution peu forte, était garde d'honneur au 1.er régiment lorsqu'il fut atteint, en février 1814, du typhus contagieux. A la suite de cette maladie, il se manifesta à la cuisse et à la jambe droite des tumeurs indolentes; on en fit l'ouverture avec le bistouri; il s'en écoula un pus abondant; la cicatrisation fut longue. Après la guérison, un prurigo se développa sur tout le corps : il survint au côté externe du genou droit un engorgement lymphatique de la grosseur d'un œuf de poule, qui empêchait le malade de se servir de sa jambe; bientôt l'engorgement devint plus considérable et les mouvemens de l'articulation tibio-fémorale absolument nuls.

M. L. P*** entra à Saint-Louis, le 15 juin 1814, et fut aussitôt soumis aux fumigations sulfureuses. Dès la quatrième, les démangeaisons diminuèrent, le malade put opérer quelques mouvemens de sa jambe; à la huitième fumigation, il quitta une béquille, à la quinzième il abandonna l'autre; à la vingt-troisième, l'engorgement disparut; après la trentième M. L. P*** reprit ses occupations sans ressentir aucune gêne dans les mouvemens de la jambe.

15.e Observation. — *Engorgement glanduleux du sein.*

M.me D*** avait reçu un coup sur le sein gauche, qui avait déterminé l'engorgement assez considérable d'une glande lactée: cette dame fit usage, d'après le conseil de M. Leroux, des fumigations sulfureuses. Lorsqu'elle était dans l'appareil, on dirigeait sur le sein malade, au moyen d'un conduit, une colonne de la vapeur sulfureuse. L'engorgement fut bientôt résous, et ce moyen épargna une opération douloureuse à laquelle M.me D*** aurait été obligée de se soumettre pour éviter un plus grand danger.

16.e Observation. — *Hémiplégie du côté droit.*

M. D*** (Paul), âgé de dix-neuf ans, d'un tempérament lymphatique, fut pris, dans le mois de juin 1814, d'une céphalalgie très-intense, ressentie plus particulièrement vers l'occiput. On lui administra deux fois l'émétique et on le saigna deux fois: ces moyens firent cesser les douleurs de tête; mais le malade tomba dans des convulsions qui durèrent huit jours, et il ne sortit de cet état que pour se trouver hémiplégique du côté droit. Les mouvemens de la langue ainsi que la parole étaient suspendus, les urines étaient involontaires: l'emploi de la valériane, de l'arnica, du musc et de l'oxide de zinc à l'intérieur, des bains de vin aromatique, des vésicatoires à la nuque et au bras droit, d'un emplâtre de poix de Bourgogne sur toute l'étendue de la colonne vertébrale, resta sans succès.

Ob.

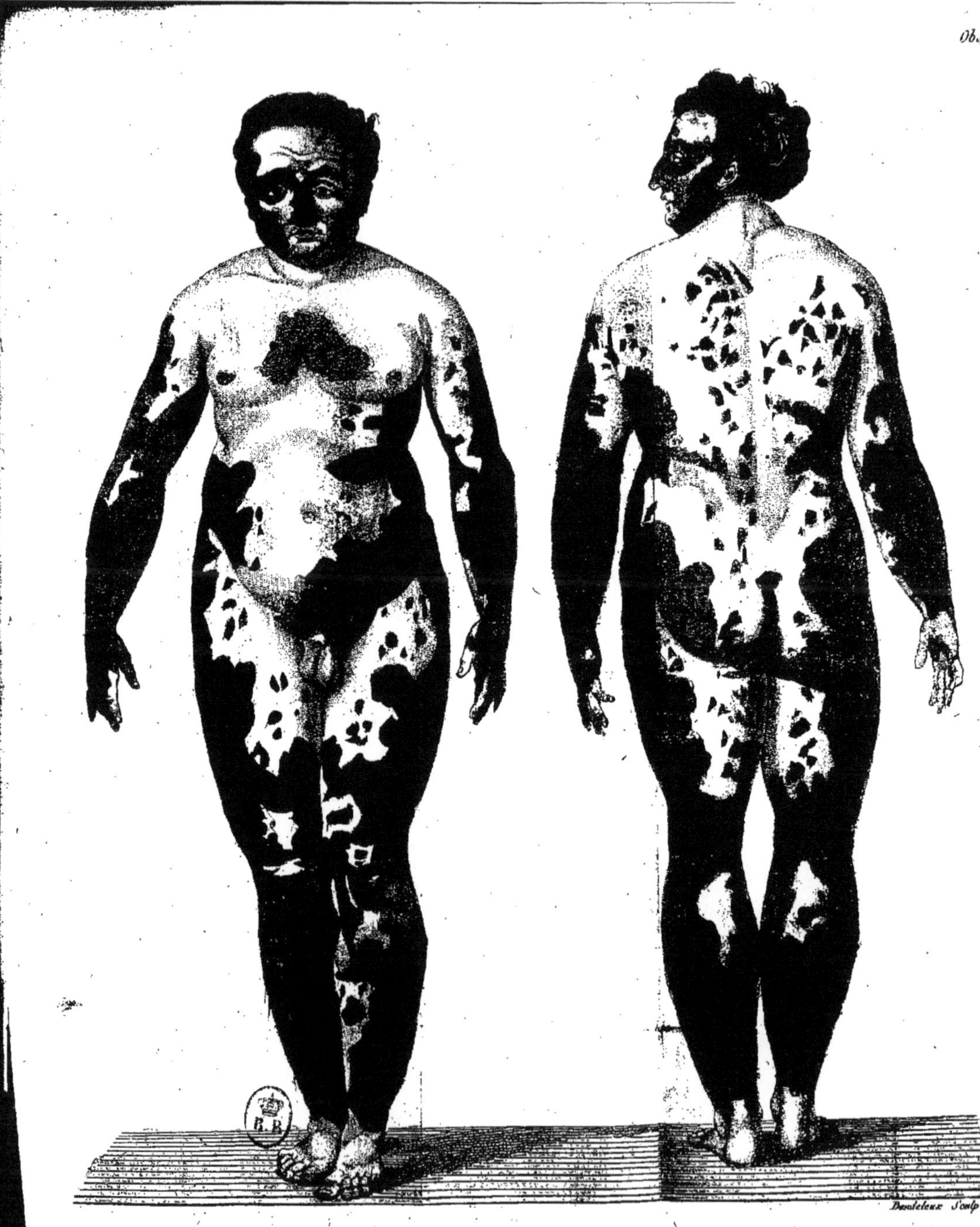

Obser.on 4

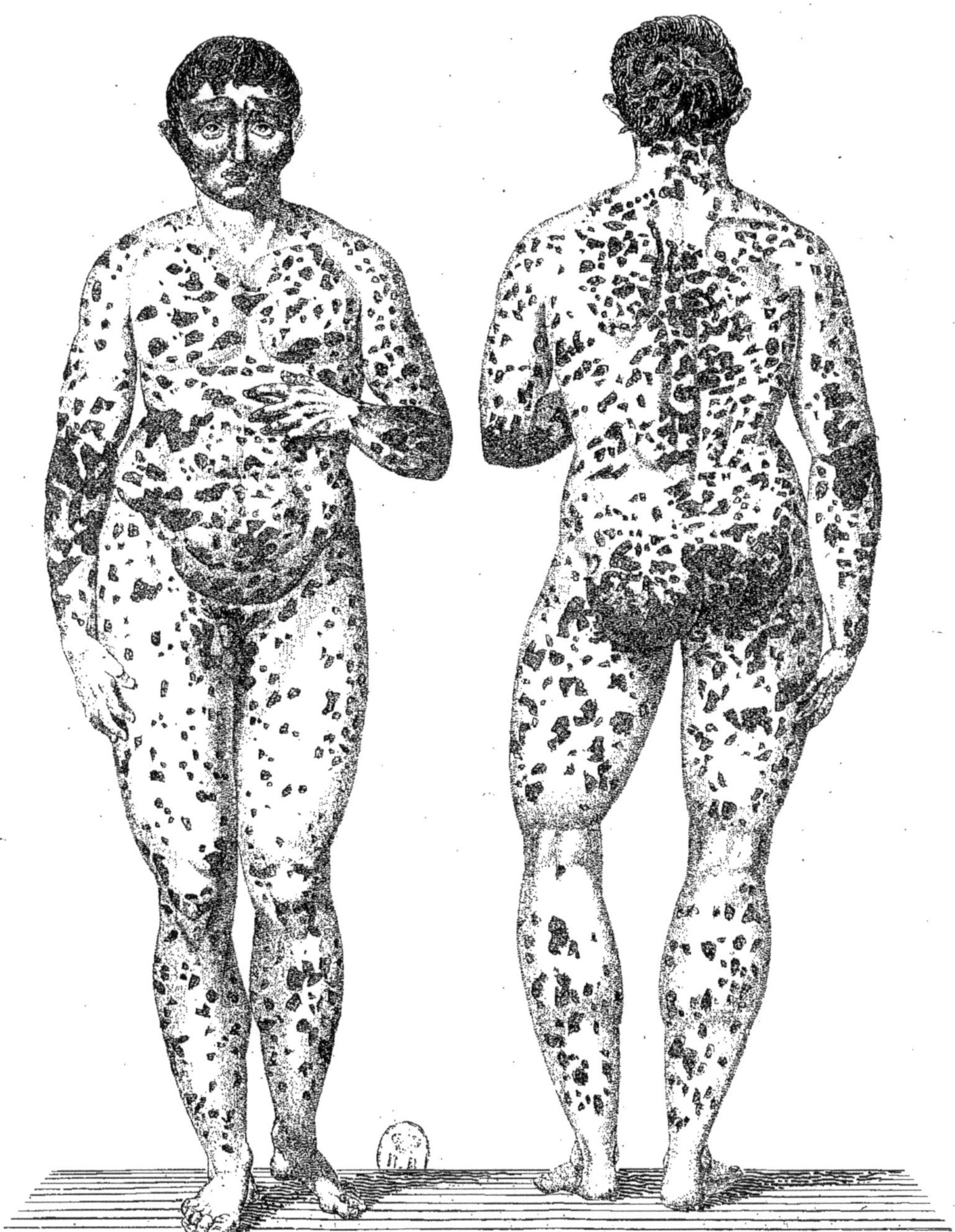

Dandeleux Sculp.t

Le 21 septembre 1814, M. D*** fut soumis, à l'hôtel Jabach, aux fumigations sulfureuses : à la troisième, il obtint quelques mouvemens des extrémités, ceux de la langue furent un peu plus libres; à la neuvième fumigation, les mouvemens étaient encore plus aisés; à la quinzième, le malade put se servir de ses membres et parler; à la vingtième, il put marcher et s'habiller seul. De légers symptômes d'embarras de l'estomac firent prescrire un éméto-cathartique. A la vingt-quatrième fumigation, M. D.*** a été parfaitement guéri et n'a, depuis, ressenti aucune gêne dans les mouvemens.

17.e OBSERVATION. — *Atonie générale, commencement de Paralysie du bras gauche.*

M.me de S***, âgée de...., d'un tempérament nerveux, d'une constitution délicate, avait eu, deux mois auparavant, une fièvre bilieuse qui fut compliquée de symptômes nerveux assez graves. Cette maladie fut suivie d'une atonie complète de la plupart des organes. M.me de S*** était réduite à un état de faiblesse et de maigreur extrême; la peau était d'une paleur blafarde, l'estomac ne pouvait digérer aucun aliment (le suc d'une côtelette occasionna une fois une indigestion, au dire de la malade); le bras gauche était affecté d'un commencement de paralysie; quoique ce membre jouît encore de la sensibilité, le malade ne pouvait le mouvoir, il retombait comme une masse lorsqu'on l'abandonnait à lui-même.

M. Hallé fut appelé en consultation par M. Gastelier, médecin ordinaire de cette dame : il conseilla les fumigations sulfureuses; la malade y fut conduite dans sa voiture et portée de là dans l'appareil. Les premières fumigations furent d'abord de courte durée, et cependant suivies, dès les premiers temps de leur emploi, d'une amélioration marquée. L'estomac recouvra un peu d'énergie; il put supporter quelques alimens légers; les forces augmentèrent; le bras affecté put déjà légèrement se mouvoir. M.me de S.*** encouragée par un succès aussi prompt, continua les fumigations; elles furent portées jusqu'au nombre de quatorze. La santé fut alors parfaite; tous les organes avaient repris leur activité; l'embonpoint et la fraîcheur avaient reparu. M.me de S*** put digérer facilement les alimens dont elle usait avant sa maladie. Le bras affaibli reprit toutes ses forces.

Cette malade a été vue par MM. Leroux et Chaussier.

18.ᵉ OBSERVATION. — *Dartres circinées répandues sur tout le corps.*

Le nommé JACQUEMAIN, cité dans les observations du jury sous le n.° 21, et traité par les fumigations sulfureuses pour des dartres circinées répandues sur tout le corps, a été visité plusieurs fois par MM. Leroux, Percy et Richerand, membres de la commission chargée, en 1813, de déterminer l'efficacité des divers moyens proposés pour le traitement de la gale. Ils se sont convaincus que la peau était dans un état parfaitement sain. Cet individu a été aussi soumis quelques mois après à l'examen de MM. Leroux et Hallé et de plusieurs autres médecins, qui ont constaté également la santé parfaite dont il jouit depuis sa guérison.

ARRÊTÉ à dix-huit observations.

Signé LEROUX, HALLÉ.

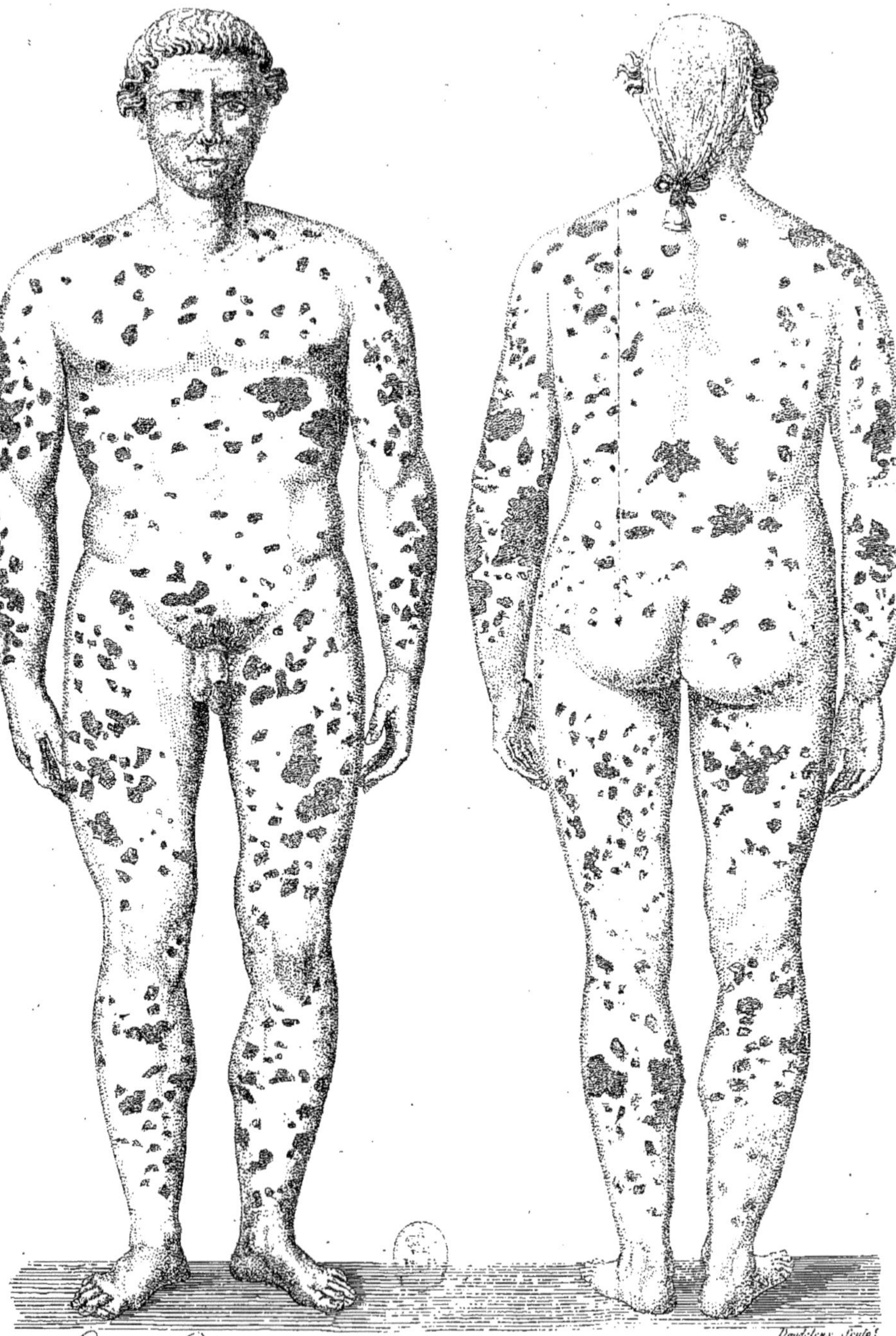

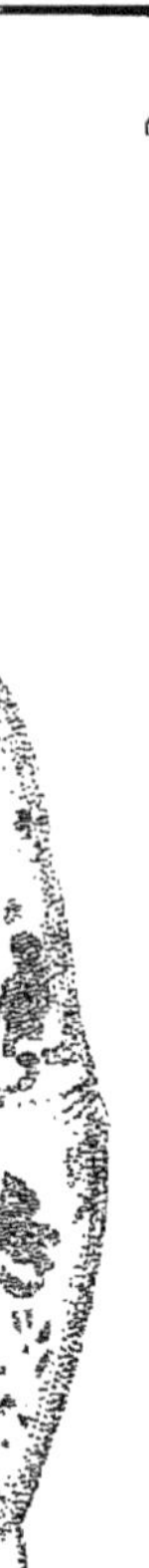

Dandeleux Sculp.t

Certifié Conforme au Malade qui nous a été présenté le 5 9.bre 1814. (Signé) J. J. Le Roux, Hallé.

OBSERVATIONS

De plusieurs espèces de Dartres guéries par les Fumigations sulfureuses,

RECUEILLIES PAR M. LE DOCTEUR GALÈS.

I.re OBSERVATION. — *Dartres suppurantes, croûteuses et écailleuses.*

M.me L***, demeurant à Paris, rue de l'Oseille, au Marais, âgée de soixante-huit ans, d'un tempérament bilieux, d'une assez bonne constitution, était atteinte depuis long-temps de dartres tour-à-tour suppurantes, croûteuses et écailleuses, situées à la tête, sur-tout au visage, mais plus particulièrement encore à la partie supérieure du thorax, où elles formaient une espèce de pélerine; elles étaient accompagnées de démangeaisons qui la privaient du sommeil; les fonctions de la digestion étaient détériorées, le corps émacié; la faiblesse était grande. Cette affection herpétique s'accrut progressivement, malgré les traitemens divers que MM. les docteurs Asselin et Andry employèrent pour la combattre.

M.me L*** consulta M. le professeur Dubois, qui, ne comptant plus sur l'efficacité des moyens mis ordinairement en usage contre les dartres, conseilla les fumigations sulfureuses.

Ce traitement, employé d'abord pendant deux mois et avec exactitude, arrêta les progrès de la maladie, sans amener d'autre amélioration. Au troisième mois, il y eut des alternatives de mieux et de mal. M.me L*** commençait à perdre courage; mais il se ranima bientôt par les instances que lui firent d'autres malades et le bon état de M.me M***, qui fait le sujet de l'observation troisième.

Au quatrième mois, l'amélioration fut plus constante; la suppuration devint moins abondante, les croûtes moins épaisses; les démangeaisons étant beaucoup diminuées, la malade put jouir du sommeil; l'appétit augmenta, ainsi que les forces.

Dans le cinquième mois, les progrès vers la guérison furent rapides; la suppuration se tarit; les démangeaisons cessèrent complètement; les croûtes tombèrent.

Au sixième mois, les endroits où les dartres avaient existé n'étaient plus marqués que par des taches rouges, qui disparurent dans cet espace de temps.

M.me L*** a pris cent quatre-vingt-sept fumigations : sa guérison est assurée, puisque, depuis son traitement, aucun symptôme herpétique n'a reparu.

2.e Observation. — *Dartre squammeuse sèche.*

M. L*** (Jean-Louis), âgé de quarante-cinq ans, d'un tempérament bilieux, d'une forte constitution, ex-sous-lieutenant au 1.er régiment d'infanterie légère, portait depuis dix ans une dartre qui fut une des causes de sa réforme du service militaire. Cette affection herpétique était caractérisée par des plaques de couleur d'un rouge vif répandues sur tout le corps, recouvertes d'une pellicule mince, facile à enlever dans certains endroits, très-adhérentes dans d'autres : aucun suintement n'existait sur ces surfaces dartreuses ; une démangeaison intolérable avait lieu exactement tous les soirs, au moment où le malade se mettait au lit ; les fonctions intérieures n'étaient point lésées ; l'appétit était bon, les digestions faciles ; le sommeil survenait une heure après le coucher et se continuait toute la nuit sans interruption.

Ce malade fut soumis, le 9 août 1814, aux fumigations sulfureuses ; les huit premières furent sans résultat avantageux : après la dixième, les squammes commencèrent à se détacher avec facilité ; les démangeaisons s'apaisèrent. Cet état d'amélioration resta stationnaire jusqu'à la quatre-vingt-dixième fumigation : alors la desquammation se renouvela abondamment, les démangeaisons cessèrent totalement ; tout faisait présager une guérison prochaine ; mais cette espérance fut suspendue par le retour des démangeaisons et la formation de nouvelles squammes. On continua les fumigations ; à la cent quatorzième, les plaques dartreuses commencèrent à pâlir et les pellicules à tomber ; les démangeaisons disparurent. On continua les fumigations jusqu'à la cent soixantième, qui a été le terme de la guérison. Ce malade a été examiné plusieurs fois par MM. Leroux et Hallé, qui ont constaté le bon état de sa santé.

3.e Observation. — *Dartre héréditaire, squammeuse, humide.*

M.me ***, demeurant au Menil-Amelot, près Dammartin, âgée de trente-un ans, d'un tempérament lymphatico-nerveux, d'une

Obser.on

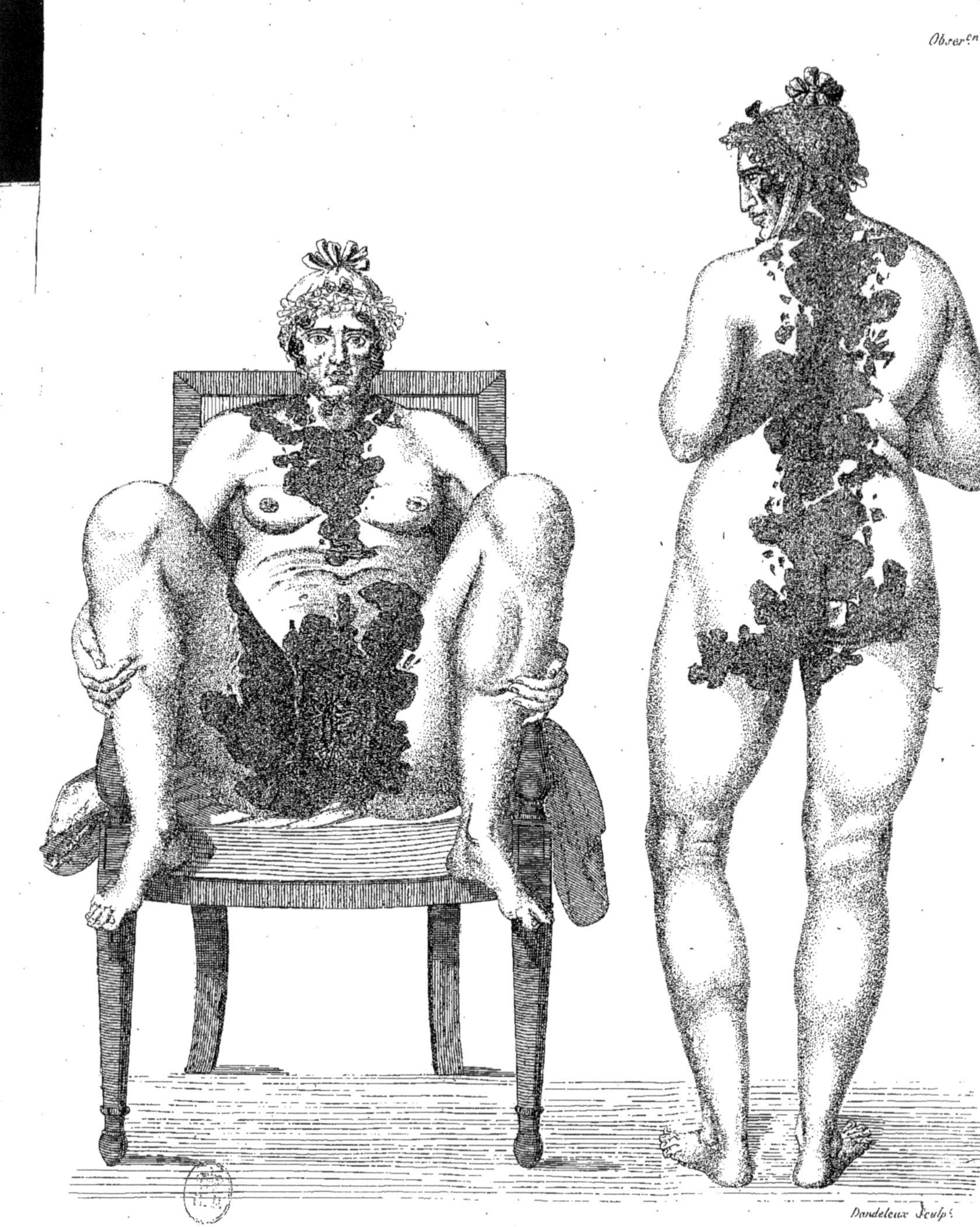

Dandeleux Sculp.t

constitution habituellement très-faible, est née d'une mère affectée de dartres, et a perdu une sœur par suite d'une cachexie constitutionnelle. Depuis sa plus tendre enfance, M.me *** était tourmentée par un vice dartreux.

Cette maladie, après avoir parcouru successivement et à diverses époques plusieurs parties du corps, s'était enfin fixée derrière les oreilles et la tête, se dirigeant de là sur toute la colonne vertébrale, les fesses, les parties extérieures de la génération, le ventre et la face sternale de la poitrine. Sur toute cette étendue, excepté aux oreilles où elle était croûteuse, suppurante, la dartre présentait de larges plaques d'une couleur rouge de sang, irrégulièrement découpées à leurs bords; il s'en sécrétait une humeur visqueuse abondante. Les poils des parties sexuelles étaient détruits; les démangeaisons étaient intolérables, mais elles se faisaient sentir plus vivement encore à la vulve et dans ses environs; la malade en se grattant y avait occasionné des ulcérations profondes : ces parties étaient crispées, confondues entre elles, et leur altération laissait à peine apercevoir les traces de leur forme première. La malade éprouvait des angoisses et des souffrances continuelles; elle avait perdu depuis long-temps l'appétit et le sommeil. Un peu de café à la crême, qu'elle prenait le matin, était sa nourriture de tout le jour; une maigreur extrême était devenue par degrés le résultat d'une altération si grave; une tristesse continuelle, entretenue par l'horreur de cette maladie et par la crainte de ne pouvoir jamais en guérir, accablait M.me ***. Cette malade a eu sept grossesses, à la suite desquelles sa santé restait long-temps chancelante; les enfans qui en furent le fruit, présentent tous d'une manière bien marquée l'empreinte du vice dartreux qu'elle leur a transmis comme elle-même l'avait reçu de sa mère.

L'usage long-temps continué des fumigations sulfureuses a triomphé de cette maladie, qui avait résisté jusqu'alors à toutes les autres ressources de la médecine, et qui, d'après son siége aux organes sexuels, toujours humectés par les urines, par un flux leucorrhoïque considérable et par la transpiration locale, devait laisser d'autant moins l'espoir de la guérison, qu'il existait une diathèse herpétique transmise par hérédité et jointe à une détérioration profonde de l'économie.

Le traitement par les fumigations sulfureuses fut commencé le 10 mai 1813 et terminé le 1.er août. L'amélioration de la maladie fut tardive; mais une fois qu'elle eut commencé, elle fit des progrès rapides. Avec elle reparurent successivement l'embonpoint, la fraîcheur et la gaieté; les organes apparens de la génération, qui avaient été si fortement affectés, reprirent leur état naturel; les poils qui les recouvraient repoussèrent, les fleurs blanches dont l'écoulement avait été considérable disparurent.

Depuis le 1.er août 1813, M.me *** a toujours joui d'une santé parfaite; nulle récidive n'en a altéré le bon état, qui a été constaté plusieurs fois et dernièrement encore par MM. Leroux, doyen de la faculté, et Hallé, professeur. Cette dame a aussi, depuis son rétablissement, accouché d'un enfant qui se porte bien et qui n'offre aucun signe de l'affection dartreuse.

4.e OBSERVATION. — *Dartre croûteuse, humide, ulcéreuse.*

La mère de M.me *** qui fait le sujet de l'observation précédente, était atteinte, depuis sa naissance, de dartres disséminées sur tout le corps; depuis un an elles s'étaient portées sur les jambes; un engorgement considérable, des crevasses, plusieurs ulcères profonds, d'où s'écoulait une humeur ichoreuse, des croûtes épaisses, larges, laissant à nu par intervalles des places rouges, suppurantes, parsemées de petits boutons pustuleux, donnaient à ces extrémités un aspect hideux. Les mouvemens de ces membres étaient impossibles par rapport à la douleur qu'ils déterminaient; la malade ne marchait qu'avec des béquilles et encore avec peine; elle était tourmentée par des démangeaisons continuelles qui, jointes à l'insomnie et à l'inappétence, rendaient son existence malheureuse.

Cette dame, encouragée par la guérison de sa fille, dont elle avait été témoin, céda aux avis du docteur Tartra, qui lui conseilla les fumigations sulfureuses: elle les commença le 5 septembre 1814: quatre-vingt-trois furent nécessaires pour obtenir la cure de sa maladie. MM. Leroux et Hallé ont vu cette malade avant et après le traitement.

5.e OBSERVATION. — *Dartres croûteuses, humides.*

M*** garçon raffineur, employé à la raffinerie de sucre aux Champs-Élysées, fut adressé au docteur Galés par M. le professeur Dubois, pour être soigné de dartres caractérisées par des plaques épaisses, jaunes dans certains endroits, grisâtres dans d'autres, se détachant par larges squammes, et déterminées par un ichor visqueux. Cette éruption occupait toutes les mains, les pieds et les parties inférieures des avant-bras et des jambes, et donnait ainsi à ces extrémités la forme de gants et de bottines. La peau, recouverte par ces plaques, était profondément altérée dans son tissu; le reste du corps était sain.

Ce malade, après avoir épuisé sans succès tous les traitemens qui lui avaient été conseillés depuis sept à huit mois, commença les fumigations vers le milieu de 1813; il en prit environ quatre-vingts, et fut débarrassé de sa maladie, qui probablement n'a pas récidivé, puisque M*** ne s'est pas représenté depuis.

6.e Observation. — *Mentagre.*

M. P***, employé chez M. J***, orfévre, hôtel d'Aligre, rue Saint-Honoré, portait depuis quelque temps une dartre au menton, dont il attribuait la cause à des frictions qu'il avait faites avec les mains à un chien galeux.

Cette maladie avait débuté par des pustules blanchâtres disséminées par groupes sur le menton; elles étaient environnées d'aréoles inflammatoires; il s'en échappait du pus qui, d'abord, ne forma que de légères croûtes, mais qui se réunirent ensuite. Le produit de la suppuration colla les poils de la barbe que le malade avait été obligé de laisser croître; il en était résulté une large plaque épaisse, d'un gris bleuâtre, qui entourait tout le menton.

M. P*** fut soumis aux fumigations sulfureuses. Quarante et une suffirent pour obtenir la guérison de sa dartre, qui cependant est une de celles qui résistent avec le plus d'opiniâtreté aux traitemens ordinairement employés contre les affections dartreuses. Depuis quinze mois, aucun symptôme herpétique n'a reparu.

7.e Observation. — *Dartres circinées sur le dos et les extrémités inférieures, croûteuses sur le nez et les bras.*

M. D***, âgé de vingt-cinq ans, d'un tempérament bilioso-sanguin, d'une bonne constitution, avait contracté plusieurs fois la siphilis. Les divers traitemens qu'on mit en usage pour la combattre furent inexactement suivis ou mal administrés. Des plaques rouges, accompagnées de picotemens légers, se manifestèrent sur diverses parties du corps; ces rougeurs furent en peu de temps couvertes de petits boutons renfermant un pus blanchâtre qui, en se desséchant, produisaient des écailles minces dont la chute était facile; mais à côté de ces boutons éteints, il s'en développait bientôt d'autres de même caractère. Cette éruption eut long-temps pour siége principal les bras et les extrémités abdominales, et était accompagnée d'un sentiment de formication pénible. M. D*** employa un grand nombre de moyens pour la faire disparaître; mais elle fut rebelle à tous, même au traitement antisiphilitique; elle s'étendit au contraire sur une grande partie du corps, excepté les mains, la poitrine, l'abdomen et les pieds. Elle changea, avec le temps, de forme et de nature. Les dartres qui existaient sur le nez et aux bras devinrent croûteuses : de larges plaques épaisses et grisâtres, se détachant facilement, laissaient à découvert des espaces rouges parsemés de petits points rendant un ichor qui renouvelait les croûtes. D'autres plaques plus ou moins arrondies, assez ordinairement plus compactes et plus élevées aux bords qu'au centre, couvraient les autres parties du corps. Un prurit excessif avait lieu là où l'éruption était plus croûteuse ; la formication seule se faisait sentir où les dartres étaient circinées.

M. le professeur Dubois, à qui le malade s'adressa, voyant l'inefficacité des moyens employés jusqu'alors, conseilla les fumigations sulfureuses : elles furent faites avec constance et même souvent répétées matin et soir; on en porta le nombre jusqu'à deux cents. On triompha ainsi de la résistance de la maladie. Contre l'ordinaire, la dartre située à la face fut longue à guérir. Un traitement antisiphilitique fut administré après l'usage des fumigations sulfureuses, et servit à consolider cette cure, que quinze mois passés sans aucune rechute doivent faire regarder comme parfaite.

8.e OBSERVATION. — *Dartres au périnée et au scrotum.*

Le nommé ***, domestique de M. Parmentier, inspecteur du service de santé des armées, âgé de trente-cinq ans, a été guéri de dartres au scrotum et au périnée, dont il était atteint depuis environ sept ans, au moyen de quarante-huit fumigations sulfureuses.

Depuis un an et demi que cette guérison est opérée, il n'est survenu aucune récidive ni symptômes herpétiques.

9.e OBSERVATION. — *Dartre rongeante située au nez et à la lèvre supérieure, guérie par l'usage seul des fumigations sulfureuses.*

M. P***, âgé de cinquante ans, d'un tempérament sanguin, d'une bonne constitution, ayant toujours été occupé à des travaux fatigans qui excitaient habituellement des transpirations abondantes, sur-tout aux pieds, eut, il y a dix-sept ans, une affection vénérienne qui fut traitée par vingt-deux bouteilles du rob de Laffecteur et un régime sévèrement suivi. Ces moyens firent disparaître les symptômes vénériens extérieurs. M. P***, persuadé de sa guérison, alla à Nantes; il y tint une conduite régulière; il ne s'exposa point à l'infection siphilitique. Après un mois de séjour dans cette ville, il se manifesta des pustules vénériennes sur le périnée et le haut des cuisses, accompagnées de vives démangeaisons : on les traita par les frictions mercurielles, les bains d'eau douce et de mer, et des boissons sudorifiques; deux mois suffirent pour leur guérison radicale. M. P*** fut en Italie dans l'année 1807. S'étant exposé, pendant assez long-temps, aux rayons du soleil, il fut pris d'une fièvre maligne, dont la crise se fit par une éruption de boutons rouges sur toute la surface du corps, qui persista pendant toute la convalescence. Bientôt après la desquammation de ces boutons, il se manifesta aux lombes et à la nuque une dartre croûteuse sèche, qui se porta ensuite à la tempe droite et aux ailes du nez; elle prit alors le caractère de dartre croûteuse humide. On la traita par le suc de cresson uni au petit lait, l'acide nitrique porté jusqu'à la dose d'une once chaque jour. Les plaques qui étaient situées aux lombes et à la nuque disparurent; mais la dartre qui existait au visage s'empara de tout le nez, des fosses nasales, des paupières inférieures et de la lèvre supérieure. On prescrivit à M. P*** les bains d'eau sulfureuse de Lesignano et le sirop de Cuisinier: ces moyens furent employés pendant deux mois sans aucun succès; au contraire, la dartre devint rongeante, la peau était profondément altérée dans son tissu; elle était dure, bosselée là où elle n'était point ulcérée; il s'échappait des ulcères une matière ichoreuse, âcre, qui altérait les parties saines environnantes. On eut recours à l'administration de l'extrait d'aconit, dont on porta la dose jusqu'à quatre-vingt-seize grains par jour; il en prit cinq onces, pendant deux mois, sans aucun avantage.

M. P*** vint à Paris, et fut soumis, à la fin d'avril 1814, aux fumigations sulfureuses. A la dixième, le malade éprouva une amélioration sensible; à la cinquantième, les ulcères commencèrent à se cicatriser; après la soixante-dix-huitième, qui fut la dernière, la guérison fut complète. Depuis cette époque, M. P*** a toujours joui d'une santé parfaite; plusieurs fois il a été examiné par MM. Leroux et Hallé et divers autres médecins.

10.e OBSERVATION. — *Dartre squammeuse sèche, répandue sur tout le corps, compliquée d'ictère et guérie par les Fumigations sulfureuses.*

BERGER (Jacques), âgé de vingt-cinq ans, d'un tempérament sanguin, d'une bonne constitution, fut atteint, étant dans les prisons d'Angleterre, d'une dartre croûteuse sur les bras, les cuisses et les jambes, qui, par suite de mauvais régime et d'une habitation malsaine, devint squammeuse sèche; elle était répandue sur toute la surface du corps, par plaques plus ou moins larges, un peu élevées au niveau de la peau. Ces plaques étaient de couleur d'un rouge vif et couvertes d'une pellicule mince très-adhérente, semblable à une pelure d'oignon; aucun suintement n'avait lieu à leur surface, quoique le malade ressentît tous les soirs de vives démangeaisons. A cette affection herpétique se joignait un ictère dépendant d'une obstruction du foie que l'on sentait assez volumineux et dépassant les fausses côtes. Les fonctions de l'estomac étaient lésées.

Berger fut soumis aux fumigations sulfureuses le 6 juillet 1814; on joignit à ce traitement des boissons apéritives. A la dix-huitième fumigation, la couleur des dartres était moins vive, les démangeaisons moins intenses, le foie moins empâté, l'appétit revenu; la peau avait perdu en partie sa couleur jaune; à la trente-neuvième fumigation, de larges et abondantes squammes se détachaient facilement des plaques dartreuses; les démangeaisons n'avaient plus lieu, les symptômes de l'ictère avaient disparu, le foie était revenu à son état naturel. De cette époque du traitement jusqu'à la soixante-dixième fumigation, les progrès de la dartre vers la guérison furent lents; on suspendit l'usage des fumigations pendant huit jours; on les reprit ensuite. Alors la maladie marcha rapidement vers une terminaison heureuse : elle fut guérie après quatre-vingt-dix fumigations.

Ce malade est retourné à Amboise, pays qu'il habite, et d'où il a écrit une lettre, sous la date du 11 décembre 1814, par laquelle il confirme le bon état de sa santé.

10.e Observation. — *Dartre universelle sur le corps.*

Piard (Claude-François), âgé de cinquante-deux ans, serrurier à Paris, rue de Lulli, n.° 3, près l'Opéra, était atteint, depuis trois mois, de dartres presque universelles qui consistaient en larges ulcérations, la plupart couvertes de croûtes fort larges et fort épaisses, et en diverses autres plaques d'un rouge sale, écailleuses et boutonneuses. Le visage et les bras, ainsi que les membres inférieurs, en étaient particulièrement et presque généralement atteints. Les démangeaisons étaient intolérables; depuis long-temps elles avaient interdit le sommeil et tourmentaient horriblement le malade : il se déchirait la peau en se grattant sans cesse; on était obligé de l'attacher dans l'appareil (et il le demandait lui-même) pour l'empêcher de se gratter. Le nez avait un volume plus que double de son état naturel; il était couvert et rempli de croûtes. Cet état, à ce que dit le malade, était la suite d'un érysipèle au visage qui avait été mal soigné.

Tous les traitemens mis en usage depuis trois mois n'avaient point eu de résultat favorable, lorsqu'il se décida à entrer à l'hôpital Saint-Louis, le 6 juillet 1814, pour y prendre les fumigations sulfureuses, qu'on lui administra le matin et le soir.

Le 9 juillet au soir, après six fumigations, le docteur Tartra l'examina et le trouva dans un état d'amélioration très-notable. Les démangeaisons avaient cessé, le sommeil était revenu, toutes les rougeurs étaient flétries, les ulcérations désséchées et taries, les croûtes tombées; le malade était très-satisfait de son état. Soixante-une fumigations, répétées matin et soir, ont suffi pour le guérir parfaitement; il n'est plus resté sur la peau que les traces de l'altération assez forte qu'avait éprouvée ce tissu. Il est sorti de l'hôpital le 20 août 1814, quarante-quatre jours après son entrée.

Une grande plaque dartreuse, située à la partie interne de la cuisse gauche, a résisté plus long-temps que toutes les autres et a enfin cédé à l'action du soufre en vapeur; ce qui a porté le nombre des fumigations à quatre-vingt-une.

M. Leroux, doyen de la faculté de médecine de Paris, a constaté l'état de cette maladie cutanée pendant l'usage des fumigations, dans les diverses périodes du traitement et après la guérison, qui a été constatée plusieurs fois par ce médecin et par M. Hallé, professeur de la faculté.

12.e OBSERVATION. — *Dartre au bras droit.*

M***, âgé de vingt-trois ans, d'un tempérament sanguin, commis voyageur dans la librairie, fut atteint, à l'âge de huit ans, d'une éruption dartreuse qui se manifesta sur le côté droit du front, se répandit ensuite sur la face du même côté; après plusieurs traitemens vainement et long-temps employés, la maladie changea de place et se fixa sur le bras droit.

Le 26 juin 1813, M*** commença l'usage des fumigations sulfureuses; il en prit pendant quatre mois, tantôt une, tantôt deux par jour. L'éruption disparut; mais elle revint bientôt après, et força le malade à se soumettre de nouveau aux fumigations; il en reprit quarante, qui terminèrent heureusement sa maladie. Depuis cette époque, aucun symptôme dartreux ne s'est manifesté, quoique ce malade n'ait pas toujours été prudent dans sa conduite.

13.e OBSERVATION. — *Dartres farineuses et croûteuses.*

Le nommé LEFRANC (Claude), âgé de vingt-six ans, exerçant la profession de maréchal-ferrant, est entré à l'hôpital Saint-

Louis le 25 mai 1813, pour y être traité d'une dartre farineuse et croûteuse dont il était attaqué depuis huit mois.

Cette dartre a commencé par de petites pustules, sans pus, qui, au moindre frottement, tombaient et repullulaient toujours en s'agrandissant et ne formant que de larges surfaces.

Le malade est sorti guéri de l'hôpital, après avoir pris quatre-vingt-dix-sept fumigations.

14.e Observation. — *Dartres aux testicules et au périnée.*

M***, âgé de vingt-sept ans, d'un tempérament bilieux, demeurant à Paris, rue du Foin-Saint-Jacques, n.° 13, affecté depuis deux ans de dartres croûteuses sur le scrotum et le périnée, avait fait plusieurs traitemens sans succès, lorsqu'il tenta l'usage des fumigations sulfureuses. Il se soumit à ce traitement le 15 mars 1813, d'après les conseils de M. le professeur Dubois; il prit irrégulièrement une, deux et même trois fumigations par jour pendant un certain temps; se trouvant beaucoup mieux, il alla passer plusieurs semaines à la campagne. A son retour, il reprit son traitement, qu'il avait interrompu, et, après trois mois, à dater du jour où il avait commencé, il se trouva radicalement guéri.

15.e Observation. — *Dartre pustuleuse sur toutes les parties du corps.*

M. N***, âgé de vingt-neuf ans, d'un tempérament sanguin, était affecté depuis huit ans de dartres pustuleuses que nul traitement n'avait pu guérir. M. le professeur Dubois lui conseilla l'usage des fumigations sulfureuses; il les commença le 8 septembre 1812. Il en prit constamment deux par jour au moyen de la bassinoire; à la quatre-vingt-cinquième, il ne lui restait sur la peau que des taches semblables à celles que la petite vérole laisse après la chute des croûtes. Ce malade devant bientôt se marier et desirant faire disparaître promptement les traces de sa maladie, continua les fumigations jusqu'au nombre de cent soixante, après lesquelles la peau était revenue très-douce et très-unie. M. N***, depuis sa guérison, a eu de son mariage un enfant qui se porte bien et qui n'offre aucune apparence d'infection herpétique.

16.e Observation. — *Dartres furfuracées.*

M. B***, âgé de vingt-un ans, d'un tempérament bilieux, né de parens très-sains, demeurant rue des Boucheries-Saint-Honoré, à Paris, était affecté depuis deux mois de dartres furfuracées sur toute la surface du corps, et cruellement tourmenté par des démangeaisons continuelles. M. le professeur Dubois lui conseilla l'usage des fumigations sulfureuses; il les commença le 20 juillet 1814. A la troisième fumigation, les démangeaisons cessèrent : le malade, pendant la première quinzaine, prit deux fumigations chaque jour; il les cessa le 24 juin : soixante suffirent pour obtenir une guérison radicale.

17.e OBSERVATION. — *Dartres croûteuses, humides, aux testicules et à la face interne de la cuisse droite.*

M***, âgé de quarante-deux ans, d'un tempérament bilieux, négociant, demeurant à Paris, rue des Poulies, était affecté depuis huit mois de dartres croûteuses, humides, au scrotum et à la face interne de la cuisse droite. Après avoir consulté beaucoup de charlatans, il eut recours, d'après l'avis de M. le professeur Dubois, à l'usage des fumigations sulfureuses. Il commença son traitement le 30 juillet 1813 et le continua pendant deux mois et demi : pendant le premier mois, il prit deux fumigations par jour, ensuite il en prit tantôt une, tantôt deux. Vers le 15 octobre 1813, le malade sortit de l'hôpital parfaitement guéri. Il fut examiné plusieurs fois depuis sa sortie; rien n'a reparu; sa guérison a été constatée par MM. les médecin et chirurgien en chef de l'hôpital.

18.e OBSERVATION. — *Dartres squammeuses, humides.*

M. D***, avocat, âgé de vingt-sept ans, portait depuis l'âge de puberté des plaques de couleur d'un rouge sale, légèrement saillantes, très-inégales, et dont les bords étaient irrégulièrement découpés : quelques-unes offraient un suintement ichoreux; leur siége était principalement au cou, au dos et à la partie postérieure des aisselles. La figure était parsemée de petits boutons qui se succédaient instantanément; leur dessiccation laissait des traces de petits points noirs : l'aspect général du visage était de couleur plombée; la chemise du malade était toujours imprégnée de l'ichor qui suintait des dartres.

M. D*** fut soumis, dans le mois d'avril 1813, aux fumigations sulfureuses : il en prit d'abord vingt-quatre, qui dissipèrent la plupart des plaques dartreuses; mais, obligé de faire un voyage dans son pays, le malade suspendit les fumigations, qu'il ne reprit que vers le mois de juillet 1814 : on en porta le nombre jusqu'à cinquante. La guérison était fort avancée; mais M. D*** fut encore forcé de voyager.

Il est à remarquer que les parties malades qui avaient été guéries par les premières fumigations sont toujours restées dans un état d'intégrité parfaite. Ce malade revint se soumettre aux fumigations le 16 mars 1815, pour des pustules larges, situées au dos. Leur dessiccation laissait des plaques blanchâtres ; mais l'usage assidu des fumigations sulfureuses fit peu-à-peu disparaître les traces de la maladie ; alors la peau revint à son état naturel. Le malade a été complétement guéri par l'usage seul des fumigations sulfureuses.

19.e OBSERVATION, *d'une Dartre vive et ulcérée ; recueillie à l'hôtel-Jabach par M. le Docteur* PAVET.

M. B***, âgé de......, était affecté, depuis seize ans, d'une dartre vive et ulcérée en quelques points, située au pourtour de l'anus, et se prolongeant sur le périnée et même sur le scrotum, avec un prurit insupportable, sur-tout pendant la nuit, qui excitait le malade à y porter les mains et à exaspérer le mal. Après avoir essayé vainement, pendant un long espace de temps, un grand nombre de remèdes, souvent administrés par des charlatans, M. B*** me consulta ; je lui conseillai des fumigations sulfureuses, administrées par le docteur Galés.

Ce fut le 15 novembre 1814 qu'il prit la première fumigation. Il sortit de l'appareil, au bout de trois quarts d'heure, en pleine et abondante transpiration, sans être nullement incommodé.

Après la quatrième fumigation, le malade m'avoua qu'il avait passé une nuit plus tranquille et qu'il commençait à éprouver un peu de soulagement.

Entre la cinquième et la septième fumigation, il se manifesta aux pieds, aux jambes et aux mains, une éruption générale de petits boutons miliaires avec gonflement, rougeur et prurit. Le soir, il y eut une exacerbation fébrile très-forte, avec agitations extrêmes pendant la nuit, et perte de l'appétit. Je fis suspendre les fumigations, et je mis le malade à l'usage d'une tisane faite avec la bardane et la pariétaire, avec addition d'un scrupule, par pinte, de nitrate de potasse.

M. B*** se reposa ainsi pendant quatre jours, au bout desquels je l'engageai à reprendre les fumigations. Le soir, il y eut encore une exacerbation fébrile très-forte, avec prurit très-vif aux parties qui avaient été le siége de l'éruption, et agitations nocturnes. Le lendemain, je prescrivis le repos et le surlendemain la fumigation. Le soir, les mêmes phénomènes d'exacerbation se manifestèrent encore, mais avec moins d'intensité. Je fis encore suspendre les fumigations pendant quelques jours, au milieu desquels la desquamation de l'éruption eut lieu : le malade m'avoua que le prurit de la dartre était beaucoup moins vif, et que ses nuits étaient bien plus calmes. Il reprit alors, sans interruption et avec une constance courageuse, les fumigations sulfureuses. Je m'assurai, par l'inspection, que l'affection dartreuse avait presque entièrement disparu. A la quarantième fumigation, la cure fut déclarée complète. Je fis prendre alors au malade un vomitif, suivi le surlendemain d'un léger purgatif. Je lui conseillai pendant quelque temps encore sa tisane de bardane avec les sommités de petite centaurée et la pariétaire, et l'application de temps en temps, au pourtour de l'anus, d'une petite quantité de cérat soufré.

20.e OBSERVATION, *d'une Affection dartreuse traitée à l'hôtel Jabach par les fumigations sulfureuses ; recueillie par le docteur* DUSOURBIER, *ex-chirurgien de l'ex-garde.*

M. A***, âgé de vingt-cinq ans, d'un tempérament lymphatico sanguin, d'une assez bonne constitution, eut dans son enfance le visage couvert de croûtes dartreuses, qui disparurent par les efforts de la nature et l'usage de quelques légers moyens. Depuis l'âge de cinq ans jusqu'à neuf, il n'eut d'autre incommodité que quelques clous dispersés sur diverses parties du corps. A dix ans, il eut la variole, qui laissa aux jarrets des croûtes qui devinrent dartreuses; elles disparurent, à l'âge de treize ans et demi, par l'emploi des bains tièdes.

A dix-huit ans, M. A*** contracta une maladie vénérienne caractérisée par des chancres et un bubon à l'aine droite : cette maladie fut traitée d'une manière fort peu méthodique. Six mois après la disparition des symptômes vénériens, la lèvre supérieure fut couverte de croûtes dartreuses; six semaines après, il s'en développa de semblables sur le dos de la main gauche, qui finirent par en envahir toute la surface. Peu de temps après, la main droite fut affectée de la même manière. Ce malade, croyant devoir attribuer ces accidens au virus vénérien, entra à la maison de santé du faubourg Saint-Martin, où on le soumit à un traitement antisiphilitique qui effaça les dartres. M. A*** revint dans sa famille; mais au retour du froid, l'affection dartreuse reparut avec la même gravité que l'année précédente. Elle fut combattue par les frictions mercurielles. Pendant ce traitement, il se manifesta des ulcères à la verge, sans que le malade se fût exposé à un commerce impur. Ennuyé d'un semblable état, M. A*** crut devoir s'administrer lui-même la liqueur de Van-Swieten, à la dose de deux cuillerées à bouche par jour, conjointement avec le sirop de Cuisinier. Il fit usage de ces moyens pendant dix mois, et leur adjoignit plus de cent frictions mercurielles à la dose de deux gros par jour. Les ulcères de la verge disparurent par suite de ce traitement, et l'affection dartreuse fut très-atténuée. La santé du malade fut assez bonne jusqu'au mois de janvier 1811; mais à cette époque, les symptômes herpétiques reparurent avec leur intensité première. M. A*** revint à Paris, et entra à la maison de santé de la rue du Faubourg-Saint-Jacques, où on lui administra encore un traitement antivénérien, des bains sulfureux et une tisane de houblon. Après six mois de séjour dans cette maison, il entra à l'hôpital Saint-Louis, où on lui prescrivit encore quarante bains sulfureux, des pilules de Béloste et des tisanes amères. Ce traitement ne fit que pallier l'affection dartreuse. Le malade se sentant affaibli par l'usage des bains, les discontinua, et retourna dans sa famille. Deux mois après, les dartres ayant reparu, M. A*** revint à Paris. Pendant son voyage, il contracta une péripneumonie. L'affection dartreuse disparut presque entièrement. Au printems de 1813, elle se renouvela. On conseilla au malade d'aller prendre les eaux de Luxeuil; il y resta jusqu'au mois d'août, et en retira une grande amélioration pour sa santé; mais les dartres ne tardèrent pas à reparaître.

Au mois de juin 1814, M. A*** alla prendre les eaux de Bourbonne-les-Bains : leur usage fut nuisible; les parties affectées de dartres devinrent calleuses et froides; il se manifesta un érysipèle à la main droite. M. A*** se décida encore à revenir à Paris. Bientôt après son arrivée, il se soumit à l'usage des fumigations sulfureuses. Au moment où ce malade commença ce traitement, le dos des mains et les poignets étaient affectés de dartres croûteuses; il sortait de dessous les croûtes une sérosité roussâtre lorsqu'on les comprimait; les démangeaisons étaient très-vives; les deux jarrets présentaient la même éruption; quelques boutons paraissaient à la face palmaire des mains; des pollutions nocturnes fréquentes avaient jeté le malade dans une faiblesse assez grande; l'état des lèvres était un peu amélioré. M. A*** portait depuis un mois un cautère au bras gauche.

Le 6 octobre 1814, ce malade commença à prendre des fumigations. Le 13 du même mois, les croûtes du dos des mains avaient disparu, mais la peau était restée rouge et rugueuse; celle du visage était plus souple et moins colorée; les croûtes qui recouvraient le nez, la lèvre inférieure et le menton étaient plus rares et moins épaisses. Le 20 octobre, l'amélioration fut plus marquée; il existait seulement à la place des croûtes une peau de couleur rouge, mais sans rugosité. Vers le 10 novembre, tous les symptômes dartreux avaient disparu; cependant, la peau des mains était encore un peu rugueuse; les pollutions nocturnes avaient cessé; les forces du malade étaient revenues. Cette amélioration l'engagea à suspendre pendant quelque temps les fumigations, qu'il reprit dans les premiers jours de décembre 1814. Soixante-huit ont suffi pour tout le traitement, et pour assurer la guérison, qui, jusqu'à présent (31 mars 1815), a toujours été constante.

21.e Observation. — *Dartre au poignet droit.*

M***, marchand de vin, âgé de quarante-trois ans, habitant à ***, département de Saone-et-Loire, est d'un tempérament lymphatique, d'une constitution faible. Pendant tout le cours de sa vie, il a été sujet à une constipation habituelle. Il a une disposition très-grande aux catarrhes pulmonaires et aux hémorrhagies nasales. Il a contracté, il y a fort long-temps, une blennorrhagie qui paraît avoir été traitée méthodiquement.

La maladie actuelle est une dartre qui a commencé, il y a trois ans, par une éruption qui a duré environ trois semaines. Depuis cette époque, elle s'est renouvelée tous les ans au printems et à l'automne. Le 16 novembre dernier, M*** se préparant à faire un voyage, fit un repas où il but abondamment de vin. La nuit suivante, il éprouva une chaleur très-grande à l'intérieur et à l'extérieur du corps; il ressentit de fortes démangeaisons aux articulations des poignets, aux jarrets, à la poitrine et au visage. Les deuxième et troisième jours suivans, une éruption se manifesta aux mêmes parties, où les démangeaisons s'étaient fait sentir. Le malade, en se grattant, occasionnait l'exsudation d'une sérosité roussâtre: au bout de cinq jours, la dessiccation des boutons eut lieu, et la desquammation s'ensuivit bientôt. Toutes les traces de cette éruption disparurent des lieux qu'elles occupaient, à l'exception de celle qui était à la face palmaire du poignet droit, qui conserva un caractère dartreux. Depuis que cette affection s'est développée, le malade s'étant toujours trouvé en voyage, n'a pu faire usage d'aucun traitement convenable. A son arrivée à Paris, M*** consulta M. le docteur Tartra, qui, ayant reconnu à cette maladie le caractère dartreux, conseilla les fumigations sulfureuses comme le plus sûr moyen de la combattre. Le malade les commença le 27 novembre 1814 et en prit deux par jour. A la quatrième, on aperçut déjà des changemens favorables dans les symptômes : cette amélioration fut constante ; le 16 décembre 1814, la guérison fut complète. Le malade prit quarante fumigations.

22.e OBSERVATION. — *Affection rhumatismale grave, accompagnée d'un engorgement de l'articulation du coude gauche, et une goutte sciatique récente, guéris par les Fumigations sulfureuses* (1).

M. DUSOURBIER, docteur en médecine, ex-chirurgien de l'artillerie de l'ex-garde, âgé de vingt-huit ans, d'un tempérament sanguin, d'une forte constitution, fut pris, dans le courant de la campagne de 1814, de douleurs rhumatismales dans les muscles du bras gauche. Vers le mois d'avril, il se manifesta un engorgement à l'articulation du coude du même côté, accompagné de douleurs vives qui empêchèrent ce malade de se livrer au sommeil pendant environ quinze jours : cet engorgement diminua par l'application des cataplasmes émolliens, et les douleurs qui persistaient cédèrent à l'usage d'une lotion composée d'eau-de-vie, d'opium et de camphre. Le malade se félicitait déjà d'être débarrassé d'une affection à laquelle il s'était cru condamné pour le reste de ses jours; mais ce bonheur ne dura qu'un mois, après lequel les douleurs du bras et de l'articulation du coude se renouvelèrent pendant une humidité très-grande de l'atmosphère. Peu de jours après le renouvellement de ces douleurs, M. Dusourbier fut obligé d'entreprendre un voyage, dont le terme le conduisit à Paris. Vers la fin du mois de juin, ses souffrances devenant de plus en plus intenses, il se décida à l'application d'un vésicatoire à la partie moyenne du bras malade : les douleurs disparurent encore, mais pour reparaître un mois après. Les vésicatoires volans, appliqués sur l'engorgement du coude, et l'usage des bains sulfureux, firent de nouveau disparaître les douleurs, ainsi que l'engorgement articulaire, qui empêchait, peu de jours avant, l'extension de l'avant-bras sur le bras, au point qu'il n'existait presque aucune trace de cette affection.

Le commencement d'octobre ayant été accompagné d'un froid assez vif, les douleurs de M. Dusourbier reparurent; elles se manifestèrent aux jambes et sur-tout à la droite, qu'il ne pouvait mouvoir qu'avec la plus grande peine. Ces douleurs ne tardèrent

(1) Cette Observation a été recueillie et fournie par le malade.

pas à diminuer de leur intensité, et au bout de quinze jours elles se portèrent au bras droit, que le malade pouvait à peine mouvoir; il s'était de plus manifesté un torticoli dans les muscles de la partie postérieure du cou et dans ceux de la partie latérale gauche, qui empêchait de mouvoir la tête à droite ou à gauche. La force des muscles de la partie latérale gauche n'étant plus en rapport avec celle des muscles de la partie latérale droite, la tête était continuellement fléchie sur l'épaule gauche.

Au mois de novembre, les douleurs du bras droit s'étaient portées à celui du côté gauche, et celles du cou étaient toujours dans le même état; l'articulation du coude gauche s'était encore engorgée; une goutte sciatique s'était de plus manifestée du même côté: l'application des vésicatoires volans aux deux bras et à la nuque, jointe à l'usage des bains sulfureux et de la tisane sudorifique, ne procurèrent au malade qu'un léger soulagement. Plusieurs de ses amis, voyant qu'il continuait à souffrir, lui conseillèrent l'usage des fumigations sulfureuses, dont la médecine est redevable à M. le docteur Galés. M. Dusourbier consulta MM. Hallé et Leroux, professeurs de la faculté de médecine, sur l'emploi de ce moyen, et ils l'approuvèrent. En conséquence, il commença ce traitement vers le 15 novembre 1814. Après la sixième fumigation, son état, au lieu de diminuer d'intensité, devint en quelque sorte plus fâcheux qu'avant de prendre la première fumigation. La septième procura un léger soulagement; depuis ce moment jusqu'à la douzième, le malade s'aperçut chaque jour d'un changement avantageux; et le 27 novembre (douzième fumigation) il n'existait plus de traces de douleurs rhumatismales, ni de goutte, si ce n'est l'engorgement articulaire qui était encore apparent, mais sans douleurs. Les mouvemens de la tête s'exécutaient sans aucune difficulté.

Ce traitement avait produit un effet tellement tonique sur l'économie animale du malade, qu'il l'excitait à exercer ses forces; il éprouvait un si grand besoin de marcher dans certains momens, que les muscles de ses mollets se contractaient souvent involontairement. Enfin, après la vingt-sixième fumigation, l'engorgement de l'articulation du coude avait entièrement disparu, et tous les mouvemens du bras s'exécutaient avec la plus grande facilité. Depuis le commencement du mois de décembre 1814 jusqu'en février 1815, M. Dusourbier n'a éprouvé aucun ressentiment de sa maladie, qui l'avait tourmenté pendant long-temps.

23.e Observation. — *Dartre vénérienne au coude, à la partie moyenne du bras droit et à l'épaule gauche.*

M. L***, âgé de cinquante-six ans, est né de parens sains, à Saint-Omer, département du Pas-de-Calais. Son tempérament est bilioso-sanguin, son caractère gai, vif et emporté : il est enclin depuis sa jeunesse aux plaisirs de l'amour. Il a eu plusieurs maladies vénériennes. Étant à Saint-Domingue, il contracta une blennorrhagie qui résista long-temps à plusieurs traitemens antisiphilitiques ; elle disparut enfin, après un espace de temps très-long. Ce malade, un jour, crut devoir prendre douze grains de sublimé corrosif, qui déterminèrent des accidens très-graves, dont il n'a cependant depuis éprouvé aucune suite fâcheuse.

Il y a environ dix ans que M. L*** fut atteint d'une éruption dartreuse sur la région dorsale, qui persista pendant quatre à cinq ans, malgré plusieurs moyens qu'on lui opposa. Le dernier médecin que le malade consulta crut devoir attribuer la cause de la maladie à l'existence du virus vénérien. Il la fit complètement disparaître par un traitement approprié.

Il y a environ huit mois que M. L*** eut un petit bouton au coude droit, accompagné d'une vive démangeaison, qui l'obligeait à se gratter jusqu'au sang. Il se forma une petite croûte, que le malade ne pouvait s'empêcher d'arracher. Pour diminuer ce prurit, il employa des lotions d'eau de Cologne; ce moyen occasiona un ulcère, qui acquit de jour en jour une étendue plus grande. Des plaques dartreuses parurent alors sur l'épaule gauche et à la partie moyenne du bras du même côté ; des douleurs arthritiques se manifestèrent en même temps ; il se développa à la partie moyenne et interne du bras gauche de petites tumeurs placées sous la peau et sur des filets nerveux ; le toucher le plus léger y causait de vives cuissons. M. L*** me consulta : je lui conseillai d'abord l'usage des cataplasmes émolliens ; ce moyen, loin de diminuer le mal, l'accrut au contraire. Présumant alors l'existence d'un vice herpétique vénérien, je prescrivis l'usage des fumigations sulfureuses, me proposant d'administrer ensuite les antisiphilitiques.

Le malade fut soumis aux fumigations le 3 novembre 1814; après la sixième, il parut sur le bas-ventre une éruption miliaire, accompagnée d'une vive démangeaison. On interrompit pendant deux jours les fumigations; l'éruption ayant cessé, le malade fut remis dans l'appareil fumigatoire. Quatre à cinq jours après, l'éruption miliaire reparut encore; le malade suspendit de nouveau ses fumigations pendant trois jours seulement : après la vingt-deuxième, on ne put encore apprécier de changement remarquable dans les dartres ; cependant les démangeaisons étaient moins fortes. On continua les fumigations jusqu'au nombre de soixante ; les douleurs de goutte disparurent alors, mais les dartres restaient stagnantes. On suspendit les fumigations, et l'on mit le malade à l'usage du sirop de Cuisinier et à la liqueur de Van-Swieten ; bientôt après l'emploi de ces moyens, les dartres prirent un aspect favorable, leur progrès vers la guérison augmenta successivement.

Après ce traitement antivénérien, on n'apercevait plus dans le lieu où ces dartres avaient existé qu'une espèce de cicatrice rouge, mais très-unie. On employa encore dix fumigations, après lesquelles la peau reprit son état naturel. Le 1.er avril 1815, ce malade n'a présenté à l'examen aucun signe de dartres ni d'affections vénériennes.

24.e OBSERVATION. — *Gale ancienne.*

M. P***, capitaine au 3.e régiment d'artillerie de la marine, affecté d'une grosse gale croûteuse, depuis huit mois, sans pouvoir se faire traiter, parce qu'il était en campagne, entra à l'hôpital Saint-Louis le 11 février 1814. A son arrivée, il avait les deux cuisses couvertes de plaques de gale, simulant des dartres ou plutôt des pustules vénériennes plaquées, mais un peu élevées. Il y avait sur chaque cuisse cinq à six tumeurs qui s'étaient développées au point de simuler le volume d'un œuf de poule ; elles étaient dures, arrondies et recouvertes d'une peau violette, parsemée de boutons de gale qui causaient un très-grand prurit. Une tumeur plus volumineuse encore et de même nature que les autres, dont elle ne différait que par une violente douleur, s'était développée sur la partie externe du bras gauche. Ces tumeurs avaient commencé à paraître deux mois et demi avant que le malade entrât en traitement. Lorsqu'il m'eut assuré qu'il n'avait jamais eu de maladie antérieure à sa gale, je regardai son affection psorique comme la cause de ces endurcissemens : il fut mis de suite au traitement ordinaire de la gale pendant douze jours ; mais au lieu de s'améliorer, ces grosseurs s'aggravaient, paraissaient prendre de l'accroissement, et celle du bras était plus douloureuse. Il prit, pendant ces douze jours, huit bains entiers et chauds, de trois quarts d'heure chaque, qui ne firent que l'affaiblir et lui ôter l'appétit. C'est dans cet état qu'il a abandonné le traitement ordinaire de la gale, pour tenter les fumigations sulfureuses. La faiblesse de l'individu, sa perte de l'appétit, sa santé détériorée autant par une longue campagne fatigante que par sa maladie elle-même, tout donnait lieu de croire qu'il ne pourrait pas les supporter. Quoi qu'il en soit, il les a tentées le 23 février; on l'y porta sur un brancard les sept premières fois. Sa première fumigation fut d'une demi-heure; il a peu sué, parce que son état de faiblesse exigeait qu'on modérât la chaleur. Il prit cinq fumigations, dans les cinq premiers jours, c'est-à-dire une par jour; après cela il s'est trouvé beaucoup plus fort et l'appétit est revenu. Tous les jours suivans, il prit deux fumigations par jour : on a graduellement élevé la chaleur; il a sué beaucoup, et malgré cela il reprit des forces et son appétit. A la huitième fumigation, le malade a été assez fort pour y aller lui-même, sans autre appui que celui d'un bâton; les tumeurs se sont effacées graduellement, et la douleur du bras s'est dissipée. Le 9 mars, il avait déjà pris vingt fumigations, et toutes les tumeurs étaient effacées; la couleur violette de la peau existait encore, ainsi que les petits boutons qui s'élevaient sur les tumeurs; mais le 12, ils étaient entièrement guéris, et le malade avait pris vingt-six fumigations. Il a fini le 16 mars, après avoir pris trente-quatre fumigations, et la guérison fut complète.

Signé DELAPORTE et RUFIN.

25.e OBSERVATION. — *Variété de dartre qui n'a cédé qu'à l'usage successif du soufre en vapeur et du mercure à l'intérieur; par M. DEMANGEON, D.-M. P.*

Le 28 décembre 1811, M. N***, âgé de trente-huit ans, s'adressa à moi pour une éruption de pustules rouges prurigineuses et grosses à-peu-près comme des lentilles. Elles assiégeaient plus particulièrement le scrotum, le gland, le prépuce, l'intérieur des cuisses, et il y en avait aussi quelques-unes d'éparses aux jambes, aux bras, au visage, dans la bouche, sur les gencives et à l'intérieur des lèvres, et peu ou point sur le tronc. La partie chevelue de la tête était en outre généralement couverte de taches d'un rouge pâle, et il s'en détachait fréquemment des squammes d'épiderme, sous lesquelles la peau était d'abord un peu plus rouge, puis pâlissait insensiblement : il y avait aussi de pareilles taches, mais plus grandes, à la plante des pieds et à la paume des mains, dont le malade détachait de temps en temps, en se grattant, de grands lambeaux d'épiderme, sous lesquels la rougeur était plus vive d'abord, et pâlissait successivement jusqu'à ce que l'épiderme se détachât de nouveau, comme cela arrivait aussi sur la tête. L'éruption de la paume des mains, de la plante des pieds et de la tête était permanente, au lieu que les pustules répandues sur les autres parties disparaissaient spontanément par intervalle, et revenaient ensuite, sur-tout dès que le malade quittait le régime tempérant et usait un peu plus largement des spiritueux et des échauffans. Il semble que les pustules passaient par trois états différens avant de disparaître; les unes étaient comme de petits tubercules durs, les autres plus molles blanchissaient à leur sommet, et le malade en favorisait alors la guérison en les perçant; les moins marquées étaient presque au niveau de la peau, et d'un rouge de cuivre avant de disparaître. M. N*** avait d'ailleurs de l'embonpoint, vaquait sans peine à ses affaires de commerce, soutenait bien la fatigue, avait bon appétit, dormait ordinairement bien et n'avait jamais éprouvé de mal de gorge.

Il me dit qu'à l'âge de dix-huit ans, étant à l'armée, il avait eu la gale, et l'avait fait disparaître pendant l'hiver et sans précaution, au moyen d'une pommade ordinaire. Environ deux ans avant de s'adresser à moi, il avait eu une tache rouge, enflammée et un peu douloureuse au palais, puis quelques autres points enflammés, sous forme d'aphtes, aux gencives. Tout cela céda promptement à l'usage du sirop de mûres en gargarisme. Quelques mois plus tard il eut un panaris, puis une éruption de pustules à la racine des ongles de tous les doigts, et les ongles se divisèrent en même temps par des fentes longitudinales. Il survint aussi alors quelques pustules ou boutons sur les autres parties du corps, sans mal de gorge ni insomnie. Ayant eu, un an plus tard, en 1810, une blennorrhagie, M. N*** s'adressa à un des praticiens les plus en vogue de la capitale pour le traitement des maladies vénériennes. Ce praticien guérit la blennorrhagie; mais il ne réussit point à empêcher le retour périodique de l'éruption que j'ai décrite, malgré un traitement qu'il fit reprendre, par trois fois différentes, au malade, et qui se composa en partie du sirop de Cuisinier, avec le muriate suroxigéné de mercure, dont la dose fut portée au-delà de trente grains.

C'est après cela que M. N*** s'adressa à moi, dans l'état que j'ai décrit. J'appris de lui qu'il avait une sœur affectée aussi de dartres, et qu'il avait la certitude que sa maladie n'était point contagieuse, n'en ayant jamais rien communiqué à sa femme. Son commerce l'exposait, en été, à de fréquentes inégalités de transpiration, parce que, après des courses échauffantes, il rentrait dans un magasin très-frais, où il se trouvait exposé à divers courans d'air : néanmoins il avait les gencives et les dents en bon état, et rien n'annonçait chez lui la diathèse scorbutique, si ce n'est qu'il éprouvait parfois des lassitudes; mais on pouvait les attribuer, avec assez de fondement, à l'exercice de son état.

L'insuccès du traitement antisiphilitique qui lui avait été administré itérativement par un praticien très-expérimenté, une gale antérieure, traitée sans précaution durant les grands froids de l'hiver ; les inégalités de transpiration auxquelles il était fréquemment exposé ; les dartres dont sa sœur était affectée ; le caractère non contagieux de sa maladie, qu'il n'avait jamais communiquée à personne ; la périodicité d'une partie de son éruption, c'est-à-dire des pustules ; les moyens qui l'adoucissaient ou l'arrêtaient, ceux qui l'exaspéraient et la provoquaient ; tout cela me présenta un ensemble de considérations et des symptômes plus convenables au vice herpétique qu'à tout autre, et je les traitai en conséquence par des tisanes tempérantes et dépuratives, dont l'effet fut soutenu par un régime régulier, par la fleur de soufre unie à la crême de tartre à l'intérieur, et successivement par des bains d'eau tiède, avec addition, pour chacun, de deux onces de sulfure de potasse. Après les premiers bains sulfureux, il sortit une plus grande quantité de petites pustules et de rougeurs sur le corps ; le malade se sentit débarrassé de quelques douleurs sourdes qu'il éprouvait à l'intérieur et gagna un meilleur sommeil. Mais cela pouvait aussi être dû, au moins en partie, à une composition d'un gros de fleur de soufre et d'autant de poudre de rhubarbe de la Chine, avec suffisante quantité d'extrait de fumeterre, pour soixante pilules, dont il prenait six soir et matin, et dont un des effets était d'entretenir la liberté du ventre. Comme l'état de la tête était encore le même après qu'il eut déjà pris vingt-cinq bains sulfureux, malgré que je lui eusse recommandé de la laver dans chaque bain, et comme il commençait déjà à s'en trouver affaibli, je lui prescrivis une solution de douze grains de deuto-muriate de mercure et de trente-six grains d'acétate de plomb sec, en solution dans une livre d'eau distillée, avec addition de deux onces d'esprit ou alcool de lavande et d'un gros de borax. Le malade en employait une à deux cuillerées à mouiller un linge pour s'en frotter la tête soir et matin ; cela en diminua promptement les rougeurs et le prurit, en donnant aux cheveux une couleur rousse et de la rigidité. Ces lotions, dont je supprimai plus tard l'esprit de lavande et le borax de soude, en haussant la dose de deux autres sels, ont suffi pour guérir entièrement la tête, où il n'est jamais revenu que deux petites taches, qui disparurent promptement et pour toujours par l'usage d'une pommade dont il sera parlé plus tard ; les cheveux reprirent ensuite leur couleur et leur souplesse ordinaires. Ce fut le 23 mars 1812 que je prescrivis les pilules et les bains sulfureux, et le 17 avril suivant, que je fis commencer les lotions sur la tête. Dès la mi-juin suivante, il n'y avait plus de rougeur ni de prurit à la tête, ni de pustules sur le corps. Le malade se trouvant alors un peu moins fort et manquant d'appétit, sans avoir été toutefois obligé d'interrompre ses affaires, je le purgeai, puis lui fis prendre quelques pilules aloétiques, et le perdis de vue jusqu'au 23 octobre suivant, où il vint me consulter de nouveau pour manque d'appétit, avec retour d'un peu de rougeur à une main, à une jambe et à une cuisse, toutes sans prurit, excepté celle de la cuisse.

Le malade n'avait point la facilité de reprendre des bains sulfureux; c'est pourquoi, après lui avoir prescrit quelques pilules *ante cibum* du codex pour réconforter l'estomac, je le remis à l'usage des boissons tempérantes, de la fleur de soufre avec l'extrait de douce-amère à haute dose, et lui fis faire des lotions avec de l'eau alcalino-sulfureuse. Cela avait beaucoup amélioré son état dès le mois de novembre : des lotions d'eau phagédénique calmèrent un peu de prurit qui lui était revenu en janvier 1813. Le 21 avril suivant, il vint me dire qu'il lui était revenu quelques taches rouges avec suintement, dont deux dans le cuir chevelu. Je fis frotter ces taches avec une pommade composée de huit grains d'oximuriate mercuriel, seize grains d'acétate de plomb sec, un gros de fleur de soufre et une demi-once de miel. Le 14 mai suivant, il ne lui restait rien à la tête, où il n'est rien revenu depuis, et très-peu de chose au moins. M. N*** passa l'été sans être autant incommodé de son éruption que précédemment, et il n'employa guère que des lotions d'eau phagédénique, de loin en loin, pour des dartres locales et rares; ou bien il faisait des frictions avec une pommade composée de six grains d'oximuriate de mercure, de seize grains d'acétate de plomb sec et d'une demi-once d'axonge. En janvier 1814, il eut quelques dartres farineuses, et je l'engageai à prendre de la fleur de soufre dans du lait chaque matin. Au mois d'avril suivant, je lui prescrivis deux gros d'extrait de gaïac, autant d'extrait de douce-amère, un demi-gros d'aloës et un scrupule d'oxide d'antimoine hydrosulfuré orangé; le tout pour soixante-douze pilules, dont il prenait trois soir et matin. Ces pilules, qui entretenaient la liberté du ventre, augmentèrent notablement son bien-être, en lui procurant de meilleures digestions avec plus de force, et en éteignant presque tout-à-fait ce qui lui restait de l'éruption décrite. Cependant, n'étant jamais parvenu à en débarrasser totalement la peau des mains, je lui donnai l'adresse d'un homme qui prétendait avoir un spécifique immanquable pour les dartres et même pour la siphilis. Ce spécifique, qui provoquait à une transpiration douce, n'améliora en rien l'éruption, mais il donna un peu plus de sommeil au malade. Au commencement de juillet 1814, M. N*** me parla des bains de vapeur sulfureuse, pratiqués depuis environ deux ans par le docteur Galés, dont les effets salutaires avaient déjà été constatés sur beaucoup de malades, et je l'engageai à en faire usage. M. N*** a pris environ quatre-vingts bains de vapeurs sulfureuses, qui lui ont donné plus d'agilité, d'appétit, de sommeil et de forces, mais n'ont rien changé à l'état des mains, si ce n'est qu'ils en ont fait tomber plusieurs fois l'épiderme, ainsi que celui de la plante des pieds, sans en changer d'ailleurs l'aspect, ni en dissiper les taches d'un rouge de cuivre, non plus que le prurit. Ces bains ayant guéri, à ma connaissance, des dartres très-grandes, très-répandues et rebelles à tous les moyens ordinaires, je crus, d'après l'opinion de MM. Hallé, Leroux et Galés, qui avaient vu le malade, devoir administrer le mercure à M. N***, et lui prescrivis, dans la première huitaine de novembre dernier, la liqueur de Van-Swieten, à huit grains de deutomuriate mercuriel, par livre d'eau distillée, dont il prit, soir et matin, une cuillerée dans un verre d'eau fraîche, avec une cuillerée de sirop de salsepareille gommé. Ce médicament fit d'abord cracher beaucoup de glaires et d'eau au malade; mais seulement chaque matin et point le reste du jour, sans lui attaquer ni la bouche ni les gencives comme dans la salivation ordinaire; et au bout de quinze jours de son usage, les mains étaient à-peu-près guéries et dans leur état naturel : l'expuition susdite n'a duré que pendant les premières semaines. La liqueur de Van-Swieten, dont il a pris cinq demi-bouteilles et par conséquent quarante grains de sublimé, a amélioré son appétit et sa santé, au point qu'il convient lui-même ne pas se souvenir de s'être jamais si bien porté. Il peut à présent supporter sans inconvénient les écarts de régime et les boissons spiritueuses.

Je livre cette observation aux réflexions des praticiens : ce qui m'a paru lui donner un degré d'intérêt de plus, c'est que le sublimé, administré d'abord à trois reprises différentes par un praticien très-instruit, n'ait enfin réussi qu'après l'usage des bains de vapeurs sulfureuses; que ce soient les mains seules qui, à la fin, ont réveillé l'idée de la présence du vice vénérien; que cependant la maladie n'ait pas eu le caractère contagieux, ni plusieurs autres symptômes de la siphilis; qu'elle ait eu des périodes d'exaspération, comme les dartres ordinaires, et qu'elle n'ait cédé qu'au concours de deux traitemens, l'un antidartreux et l'autre antisiphilitique. Serait-il permis, d'après plusieurs faits analogues, d'admettre une pseudosiphilis, c'est-dire une siphilis qui, ayant été neutralisée, se reproduirait sous forme herpétique ! ou serait-ce ici une affection amphigène ou métisse, c'est-à-dire, une complication de deux maladies fondues l'une dans l'autre, et cependant toujours rebelles jusqu'à ce que le traitement ait été adapté aux élémens de chacune ! Je laisse à de plus hardis que moi à décider.

Signé DEMANGEON.

Ce 18 Février 1815.

OBSERVATIONS

De plusieurs Paralysies partielles ou universelles, traitées et guéries par les Fumigations sulfureuses.

I.re OBSERVATION. — *Hémiplégie.*

M.me MAUBAN, âgée de soixante-huit ans, demeurant rue Saint-Martin, n.° 16, fut atteinte, dans le courant d'octobre 1813, d'une hémiplégie du côté droit. Le même jour du début de sa maladie, elle fut soumise aux fumigations sulfureuses : après la première, les mouvemens des doigts de la main se rétablirent en partie ; ceux de l'extrémité inférieure revinrent après la dixième fumigation. M.me Mauban, qu'on avait été obligé de porter dans l'appareil, put alors y aller elle-même.

Après la trente-septième fumigation, tous les mouvemens du côté paralysé s'exécutèrent comme dans l'état de santé : on porta cependant les fumigations jusqu'à cinquante, pour assurer, d'une manière encore plus certaine, la guérison, qui a été très-prompte, parce que la malade prenait deux fumigations par jour; et depuis cette époque la santé de cette malade s'est soutenue (1)

2.e OBSERVATION. — *Paralysie universelle.*

M.me ROYER, âgée de cinquante-sept ans, demeurant rue Saint-Martin, n.° 17, garde-malade, fut prise, dans le mois de mai 1814, sans cause connue, d'une paralysie universelle, que les divers moyens employés ordinairement contre cette maladie ne purent faire disparaître après trois mois de traitement. Cette malade se décida, le 6 juillet 1814, à faire usage des fumigations sulfureuses. Le 22 août, après en avoir pris vingt-sept, elle put marcher facilement, sans aucune claudication, et même faire des courses en ville, manger à l'aide de ses mains, enfiler des aiguilles et coudre, ce qui lui était impossible auparavant. Dès les premiers jours, son sommeil et son appétit se rétablirent. Flattée des grands avantages qu'elle avait obtenus en peu de temps, elle suspendit les fumigations, mais elle les reprit ensuite. Quarante

(1) Cette personne est actuellement à la Salpêtrière, où son âge l'y a fait placer.

ont suffi pour obtenir une guérison radicale. M. Leroux, doyen de la faculté de médecine de Paris, et plusieurs autres docteurs, ont constaté l'état de cette malade avant l'usage des fumigations, et ont suivi son traitement en la visitant deux à trois fois par semaine. M. le professeur Hallé l'a vue aussi, et s'est assuré de sa parfaite guérison.

3.e OBSERVATION. — *Hémiplégie.*

Un militaire, âgé de vingt ans, blessé dans le bois de Romainville, lors de la première attaque de Paris, était resté trois jours et trois nuits couché sur la terre, sans aucun secours. Il fut trouvé hémiplégique du côté droit, et transporté à l'hôpital Saint-Louis.

M. le professeur Richerand, sur la demande du docteur Galés, fit administrer à ce malade les fumigations sulfureuses : dès les premières, il recouvra la faculté de marcher, et obtint une amélioration générale et très-sensible, qui ne fit qu'augmenter jusqu'à la vingt-deuxième fumigation ; après lesquelles, le malade se trouvant assez bien, négligea ce moyen, desirant retourner à son régiment. Sur ces entrefaites, il fut saisi du typhus, qui régnait épidémiquement dans l'hôpital, et succomba au bout de quelques jours à cette maladie incidente.

Selon toute apparence ce malade aurait guéri de son hémiplégie, si la fièvre d'hôpital ne l'avait fair périr.

4.e OBSERVATION. — *Paralysie universelle.*

Un infirmier de l'hôpital Saint-Louis, âgé d'environ cinquante ans, fut atteint, dans le courant du mois de juin 1814, du typhus qui régnait dans cet hôpital. Cette maladie présenta des symptômes nerveux très-graves; elle se termina par une paralysie universelle, pour laquelle on tenta l'emploi des fumigations sulfureuses. Le malade en prit environ une quarantaine; son état s'améliora successivement par leur usage, qui le conduisit à un parfait rétablissement, qui s'est toujours bien maintenu. Cet infirmier fait aujourd'hui l'office de buandier à l'hôpital Saint-Louis.

5.e OBSERVATION. — *Paralysie presque totale des extrémités supérieures et inférieures, traitée avec succès par les Fumigations sulfureuses.*

Le sieur DODY, Suisse d'origine, âgé de cinquante-quatre ans, homme de confiance de M.me de ***, demeurant place de la Ville-l'Évêque, à Paris, était malade depuis fort long-temps, et éprouvait, depuis environ deux mois, une paralysie complète des extrémités inférieures et presque complète des extrémités supérieures, lorsqu'il commença l'usage des fumigations sulfureuses, le 12 octobre 1814, d'après les conseils des docteurs Lherminier, médecin de l'Hôtel-Dieu, et Tartra, chirurgien du premier dispensaire.

Cet homme avait été sujet, toute sa vie, à des céphalalgies d'une très-grande-violence; son tempérament sanguin avait été exaspéré par l'usage immodéré des liqueurs spiritueuses; sa figure était devenue bourgeonnée et habituellement enluminée : il avait assez long-temps abusé des plaisirs vénériens. Sa santé avait été plus particulièrement dérangée par des rhumatismes opiniâtres, qui avaient frappé sur toutes les extrémités inférieures. De vives émotions, de grandes inquiétudes et de profonds chagrins, occasionnés par les circonstances de la révolution et par les persécutions faites à ses maîtres, avaient peut-être contribué à détériorer sa santé.

Vers le milieu de 1814, ce malade commença à éprouver dans les membres abdominaux une débilité très-marquée, qui s'accrut par degrés, sans aucune lésion physique manifeste des parties, et qui était accompagnée d'un sentiment de glace (pour se servir de ses expressions) sur les lombes et même sur tout le bassin, et les extrémités inférieures. Le malade chancelait sur ses pieds, en manifestant la plus grande difficulté pour marcher, et bientôt il fut hors d'état de se soutenir sur ses jambes, dont la sensibilité ou le sentiment ne sembla pas diminuer.

Les extrémités supérieures ne tardèrent pas à s'affecter de la même manière : il pouvait remuer les bras; mais il lui était impossible d'ouvrir sa tabatière, de prendre une plume à écrire, de tenir un couteau, une cuiller ou une fourchette, et sur-tout de s'en servir.

Le docteur Lherminier, chargé du traitement de ce malade, pensa, d'après quelques symptômes particuliers, qu'il pouvait être atteint d'une affection siphilitique ancienne et dégénérée, dont les autres accidens pouvaient plus ou moins dépendre. Ces symptômes cédèrent à l'usage d'un traitement antisiphilitique mitigé; mais la paralysie des extrémités ne fut point diminuée; elle ne le fut même pas par l'usage des toniques les mieux indiqués et les plus variés, entre autres de l'esprit de Mindérérus à forte dose et pris à l'intérieur, ainsi que de l'alkali volatil, du camphre, &c. &c.

Dans le commencement d'octobre, trois mois après l'invasion de cette maladie, la paralysie faisait des progrès rapides et journaliers, lorsque le docteur Tartra, appelé en consultation, proposa d'employer ou un traitement très-actif par les applications réitérées des vésicatoires, des synapismes, des moxas et autres analogues, soutenus par l'emploi des toniques les plus énergiques, ou mieux le traitement isolé par les fumigations sulfureuses.

Les consultans savaient que, dans beaucoup de cas analogues (et ils l'avaient observé eux-mêmes plusieurs fois), la première méthode de traitement n'avait point arrêté les progrès de la paralysie ; que les malades étaient restés complétement infirmes, ou avaient même succombé aux suites et aux accidens toujours croissans de pareilles affections, devenues tout-à-fait incurables: d'une autre part, l'effet salutaire des fumigations sulfureuses dans plusieurs cas de paralysie, d'hémiplégie, de débilité extrême des membres, des rhumatismes les plus tenaces et les plus invétérés, leur était connu. Ils soupçonnaient que *les rhumatismes de ce malade pouvaient n'être pas étrangers à la paralysie des membres, et que les fumigations sulfureuses, dont l'effet constant est de procurer des transpirations très-copieuses, pouvaient être utiles à ce malade.*

En effet, une amélioration sensible a suivi bientôt l'emploi de ce moyen ; mais ce n'est que le vingt-troisième jour que le malade a pu se lever lui-même de son lit, pour aller se placer tout seul dans l'appareil fumigatoire : en même temps il avait recouvré l'usage de ses doigts, et il pouvait ouvrir facilement sa tabatière. Ce bien-être a augmenté par le nombre des fumigations, qui a été porté à soixante-onze. Le premier jour, il prit une seule fumigation d'environ trois quarts d'heure ; ensuite il en prit deux chaque jour, à-peu-près d'une heure ou cinq quarts d'heure.

Au trentième jour, le malade, qui allait assez bien sous tous les autres rapports, avait encore des douleurs très-vives qui ont paru plus lentes à céder que la débilité des membres.

Pendant l'usage de ces fumigations, ce malade a été vu et même suivi par plusieurs médecins jaloux de l'observer, ainsi que les effets des fumigations sulfureuses sur une affection aussi sérieuse, entre autres par MM. Leroux, doyen de la faculté de médecine, Hallé et Chaussier, professeurs; Pasquier, chirurgien des invalides; Lucas, médecin de S. A. R. Madame la Duchesse d'Angoulême; Capuron, professeur d'accouchement; Demangeon, et autres.

Ce malade n'a fait usage d'aucun autre moyen pendant l'emploi des fumigations sulfureuses; il a repris ses habitudes ordinaires, et depuis qu'il a cessé son traitement, le bon état de sa santé s'est maintenu, et semble même devoir augmenter avec le temps.

Signé TARTRA, LHERMINIER et LUCAS.

Nota. Ce malade a été visité le 25 mars 1815, par MM. Leroux, Hallé, Lucas et Tartra.

OBSERVATIONS

De plusieurs Maladies traitées par les Fumigations sulfureuses à l'hospice de clinique interne de la Faculté ;

RECUEILLIES PAR M. *LA ROCHE*, DOCTEUR-MÉDECIN.

M. Leroux, doyen et professeur de clinique interne de la faculté de médecine, ayant reconnu les avantages des fumigations sulfureuses contre plusieurs maladies, a fait construire provisoirement à la Clinique, d'après l'offre de M. le docteur Galés, deux appareils, pour s'assurer plus formellement de l'efficacité de ce nouveau remède. Cet établissement, où en général tous les soins sont prodigués aux malades, ne pouvait offrir un lieu plus sûr pour parvenir à ce but : les malades étant éloignés de toutes les causes qui pourraient entraver la marche du traitement, doivent présenter plus de régularité pour l'observation, et, en cela, donner des résultats plus justes de l'effet des fumigations sulfureuses sur les maladies qui, d'après les expériences déjà faites, peuvent être combattues par cette méthode.

I.re OBSERVATION. — *Goutte avec des nodosités.*

C*** (Antoine-Nicolas), âgé de vingt-deux ans, orfèvre, fut affecté, à l'âge de quinze ans, de douleurs rhumatismales. Il fit les campagnes de 1812, 1813 et 1814, et bivouaqua souvent pendant le siége de Magdebourg. Il contracta, en 1812, une blennorrhagie et un ulcère siphilitique sur le gland, dont il fut traité à l'hôpital de Lille par le sublimé corrosif. En septembre 1814, il eut à Cologne une nouvelle blennorrhagie, qu'il traita et guérit lui-même. De retour à Paris, son pays natal, il se livra aux excès de la table, abusa des liqueurs spiritueuses, et vit bientôt reparaître l'écoulement blennorrhagique : au bout d'un mois, il survint des douleurs dans les jambes et sur-tout aux malléoles internes. Ces douleurs, augmentant toujours et s'étendant à plusieurs articulations, il entra à l'hôpital des vénériens, et passa de là à l'hospice de clinique interne de la faculté le 4 janvier 1815, trois mois après l'invasion de la maladie. Il offrit alors les symptômes suivans : rougeurs, gonflemens considérables et douleurs des articulations phalangiennes, métacarpo-phalangiennes, et carpo-phalangiennes, des articulations radio-carpiennes et huméro-cubitales, ainsi que de l'articulation scapulo-humérale du côté droit. Des nodosités de la grosseur d'un œuf de pigeon existaient aux articulations des phalanges des mains et des pieds.

Mêmes symptômes aux malléoles internes, ainsi qu'aux talons, et sur-tout au droit. Augmentation des douleurs pendant la nuit et quand le malade faisait quelques mouvemens.

Jusqu'au 20 janvier, il fit usage des tisanes sudorifiques, et frotta les parties douloureuses avec un liniment volatil. Les douleurs parurent d'abord se calmer un peu; mais elles revinrent bientôt plus intenses; et se firent sentir en même temps à la fesse gauche. Le 20 janvier, on commença à lui administrer la liqueur de Wan-Swieten; le 31, le gonflement et les douleurs avaient subitement diminué: ces accidens revinrent dans les premiers jours de février, et furent accompagnés d'une céphalalgie occipitale très-intense. Des accidens étrangers à la maladie principale firent suspendre ce traitement, qu'on n'a pas repris depuis cette époque. Au commencement de mars, le gonflement des pieds disparut, en partie, par l'usage des bains chauds; les douleurs des mains diminuèrent: mais ce léger mieux ne fut que momentané; les douleurs devinrent aussi intenses qu'auparavant.

Enfin le 27 mars, C*** put être soumis, pour la première fois, aux fumigations sulfureuses. Dès le premier bain, il crut remarquer qu'il remuait les doigts avec plus de facilité; les suivans ne firent qu'ajouter au soulagement qu'il avait d'abord éprouvé. Dès le 31 mars, le gonflement des articulations avait sensiblement diminué; le 3 avril, les douleurs des malléoles augmentèrent un peu; mais, les jours suivans, elles diminuèrent de nouveau, ainsi que celles des diverses articulations. Les mouvemens des doigts, ceux des coudes et des pieds devinrent de plus en plus faciles, à mesure que le gonflement de ces parties diminuait.

Le 12 avril, après dix-huit fumigations d'une heure, le volume des phalanges qui était le plus remarquable reprit son état naturel; le malade put fléchir entièrement les doigts et se promener tous les jours sans éprouver de douleurs.

C*** sortit de la clinique parfaitement guéri le 29 avril, après avoir pris trente-deux fumigations. Les nodosités ont entièrement disparu.

2.e Observation. — *Dartre rongeante située au nez.*

F*** (J. B.), âgé de quarante-deux ans, d'un tempérament lymphatique, d'une bonne constitution, est né à Metz, département de la Moselle, où il exerçait la profession de pâtissier. Son grand-père, son père, son frère et sa sœur ont été affectés de dartres.

A l'âge de trente-cinq ans (il y a sept ans), F*** éprouva, après une débauche de table et de femmes, des symptômes d'embarras de l'estomac et un gonflement des parties génitales, qui disparurent promptement après l'emploi d'un vomitif, de boissons délayantes et de l'eau froide appliquée inconsidérément sur la verge et le scrotum. De petits ulcères se manifestèrent bientôt au palais; ils firent des progrès rapides, et la voûte palatine fut percée par la carie. Ces ulcères se cicatrisèrent après un traitement mercuriel qui dura trois mois.

Dans l'année 1811, une pustule rouge, arrondie, et de la grosseur d'un pois, se développa à la partie moyenne du front; une douleur d'abord sourde, qui devint ensuite prurigineuse, obligeait le malade à se gratter, et ne lui laissait aucun repos. Il déchira la pustule; il s'en écoula une matière ichoreuse si âcre, que tout le tissu dermoïde environnant fut corrodé, et qu'il en résulta un large ulcère à bords irréguliers et violets; la peau qui l'entourait était dure, bosselée et couverte de petites pustules miliaires. Aucun moyen, autre que l'application du beurre frais, ne fut opposé au progrès de cet ulcère, qui cependant se cicatrisa; mais le malade éprouva, pendant toute l'année 1812, des douleurs sourdes dans tous les membres, un sentiment de fourmillement sur toute la peau, et, de temps à autre, des ardeurs vénériennes qui firent craindre plusieurs fois le *satyriasis*.

En 1813, une nouvelle pustule parut à la cloison du nez, et donna lieu à un ulcère ayant le même caractère de reptation que celui qui avait existé au front : l'os vomer fut carié.

En 1814, un autre ulcère, également la suite d'une pustule, affecta l'aile droite du nez et l'altéra profondément; il resta stationnaire jusqu'en 1815; alors il attaqua l'aile gauche du nez, divisa son cartilage latéral et gagna rapidement la partie gauche de la lèvre supérieure. Les mercuriaux, les sudorifiques, et les bains sulfureux furent vainement mis en usage contre cette affection; ses progrès furent toujours croissans.

F*** vint à Paris dans le mois de mars 1815, et se présenta à l'hôtel Jabach, chez le docteur Galés, pour consulter sur son état. MM. Leroux et Hallé virent le malade, et lui conseillèrent les fumigations sulfureuses, qu'ils savaient déjà avoir réussi contre une semblable maladie. Trente de ces fumigations furent administrées avec quelque avantage.

Le malade entra à la clinique interne de la faculté le 3 avril 1815, pour y subir le même traitement. Son nez était comme spongieux et presque du double de son volume; sa surface offrait une couleur de lie de vin foncée; elle était chagrinée, semblable à l'extérieur d'une truffe; l'affaissement des cartilages latéraux et de la cloison empêchait le passage de l'air par les fosses nasales. Un ulcère rongeant existait sur le lobe droit du nez et sur la partie gauche de la lèvre supérieure: il était accompagné d'une démangeaison brûlante; l'odorat était nul; la membrane muqueuse de la bouche était d'une couleur d'un rouge livide; la voûte palatine, percée par la carie, rendait la prononciation nasillante; l'haleine était fétide.

Les premières fumigations prises à la clinique ne produisirent aucun effet avantageux; après la huitième, le nez commença à diminuer de volume, la douleur prurigineuse cessa, les ulcères se bornèrent, l'ichor qui s'en écoulait devint moins abondant.

Après la vingtième fumigation, la lèvre supérieure, qui était fortement engorgée, reprit son volume ordinaire.

A la trentième fumigation, il y eut une légère éruption psoriforme sur les bras et sur les cuisses, et le soir un petit mouvement de fièvre. Cet état fut le précurseur d'une amélioration rapide et d'un appétit plus grand; quelques douleurs fugaces, qui se faisaient ressentir dans les extrémités thoraciques et pelviennes, diparurent entièrement.

Les progrès vers la guérison furent moins prompts pendant le mois de mai; dans les premiers jours de juin, ils se suspendirent; ce qui engagea, et sur-tout d'après l'aveu que le malade fit alors que le principe de sa maladie pouvait bien dépendre de l'infection vénérienne, à employer la liqueur de Wan-Swieten conjointement avec les fumigations sulfureuses. Ce traitement eut tout l'avantage que l'on devait en attendre; les ulcères se cicatrisèrent peu-à-peu, et le malade est sorti de la clinique parfaitement guéri le 27 juillet.

L'infusion de camomille, la tisane sudorifique, la liqueur de Wan-Swieten et cent huit fumigations, sont les seuls moyens qui ont été employés pour guérir cette maladie, qui avait résisté à beaucoup d'autres traitemens.

3.e Observation. — *Paralysie des extrémités supérieures et inférieures, avec rétraction des muscles fléchisseurs des doigts.*

M.lle P*** (M. M.), âgée de vingt-sept ans, d'un tempérament sanguin et d'une bonne constitution, née à Macy, département de Seine-et-Oise, se livra, dès l'âge de quinze ans, aux travaux de la terre pendant huit mois de l'année, quelle que fût la rigueur du temps. Parvenue ainsi à l'âge de vingt-cinq ans, et à la fin du mois d'octobre 1812, elle éprouva de la douleur et de l'engourdissement dans tout le trajet de la partie supérieure de la jambe à tout le pied gauche; et se confia aux soins d'un chirurgien, qui lui conseilla l'usage d'un liniment résolutif, des bains locaux du membre malade dans une décoction aromatique. Ces moyens furent infructueusement employés pendant quatre mois.

En octobre 1813, P*** fut obligée de travailler dans une habitation humide; la maladie prit alors un nouveau degré d'intensité, et les mouvemens des articulations fémoro-tibiale et tibio-tarsienne gauches devinrent de plus en plus bornés : à cet état succéda une rétraction très-considérable des muscles de la région postérieure de la jambe, qui entraînèrent le pied dans une extension forcée.

Dans le mois de novembre 1813, P*** fut prise subitement d'une douleur entre les épaules, qui se propagea avec rapidité à tous les membres thoraciques : elles furent suivies d'engourdissemens et d'une perte totale des mouvemens de ces extrémités. L'usage des bains, l'application d'un moxa entre les épaules et des frictions sur les membres supérieurs restèrent sans succès.

Admise, le 16 février 1815, à l'hospice de clinique interne de la faculté, la malade présenta les symptômes suivans et ceux déjà relatés : on observa une douleur permanente tout le long de la colonne vertébrale, un sentiment de froid universel, l'abolition de la sensibilité dans les membres, la flexion complète des doigts sur la paume des mains et l'impossibilité absolue de parvenir à les étendre.

On traita d'abord la malade par les bains, la tisane sudorifique et des frictions sur tous les membres, avec un liniment résolutif, sans qu'on pût obtenir une amélioration sensible. Le 27 mars, P*** fut soumise aux fumigations sulfureuses. La première ne détermina qu'une sueur à peine sensible, quoique la chaleur eût été poussée à un assez haut degré. A la deuxième fumigation, la sueur fut plus abondante, et dès ce moment les douleurs qu'elle ressentait dans le dos et dans les membres diminuèrent; la malade put légèrement mouvoir ses doigts.

La troisième fumigation détermina des sueurs très-abondantes; la malade put marcher sans le secours d'un bâton; tous ses membres devinrent plus agiles.

Après la quatrième fumigation, la malade ne ressentit plus de douleurs dans le jour: celles qu'elle éprouvait pendant la nuit étaient à peine sensibles; son sommeil n'en était pas troublé.

Après la cinquième fumigation, la malade put monter et descendre les escaliers sans appui et sans éprouver de douleurs: l'agilité de ses doigts lui permit de s'habiller seule.

Après la sixième fumigation, les membres avaient acquis le même degré de force dont ils jouissaient avant la maladie; les mouvemens des doigts étaient assez faciles pour lui permettre de coudre.

Après la huitième fumigation, P*** jouissait de toute la liberté de ses membres; son appétit et son sommeil augmentèrent. L'apparition des règles fit suspendre les fumigations pendant sept jours; elle les reprit le 15 et les continua jusqu'au 29 avril 1815, époque où, entièrement guérie, elle sortit de l'hospice.

Cette malade est rentrée à la clinique, le 30 juin 1815, pour une douleur sciatique à la cuisse droite, qu'elle avait contractée en restant long-temps assise sur la terre humide; elle est sortie guérie de cette nouvelle maladie, après avoir pris dix-huit fumigations et sans l'emploi d'aucun autre moyen thérapeutique.

4.ᵉ Observation. — *Rhumatisme goutteux.*

M*** (Françoise), âgée de trente-trois ans, entra à la clinique, le 28 avril 1815, pour des douleurs rhumatismales dont elle était affectée depuis deux ans. Elles existaient particulièrement aux articulations de tous les membres et augmentaient par la chaleur du lit et les variations de l'atmosphère. Cette malade fut soumise aux fumigations dès son entrée à l'hospice. Les premières fumigations sulfureuses augmentèrent le gonflement des articulations; mais à la huitième, le gonflement diminua: cet état d'amélioration se prolongea jusqu'à la quinzième fumigation. Alors l'engorgement des articulations reparut; on cessa les fumigations sulfureuses pour employer les fumigations aqueuses émollientes. Leur usage fut suivi de sueurs extrêmement abondantes, de la disparition de la tumescence des articulations et des douleurs que la malade éprouvait. Avant sa sortie de l'hospice, on lui fit prendre quatre bains ordinaires. Depuis le 26 juillet, jour de sa sortie, cette malade n'a éprouvé aucune douleur.

5.ᵉ OBSERVATION. — *Douleurs ostéocopes.*

C*** (Euphrosine), affectée de douleurs vénériennes aux jambes, a pris quelques fumigations qui n'ont déterminé aucun soulagement. Cette malade a été renvoyée dans un autre hôpital, pour être soumise à un traitement mercuriel.

6.ᵉ OBSERVATION. — *Rhmatisme chronique.*

G*** (Nicolas), affecté depuis très-long-temps d'un rhumatisme chronique occupant les muscles de la région dorsale et les muscles fléchisseurs de la cuisse gauche, a, sans succès, fait usage, à la clinique, des sudorifiques, des bains, des linimens, des vésicatoires et des moxas; il a été également traité sans avantage par les fumigations sulfureuses. Il est à remarquer, chez ce malade, que la température de la vapeur sulfureuse, quoique portée à un degré très-élevé, déterminait à peine la transpiration.

7.ᵉ OBSERVATION. — *Goutte sciatique.*

G*** (Jean), affecté d'une névralgie sciatique et n'ayant fait aucun traitement antécédent, a été soumis aux fumigations le 19 mai 1815. Leur emploi fit d'abord varier le lieu de la douleur; mais bientôt elle se fixa, et le malade fut guéri après avoir pris trente fumigations. Une légère douleur sourde, fixée au-dessous de la fesse, fit recourir à l'application d'un vésicatoire volant, qui la fit entièrement disparaître.

8.ᵉ OBSERVATION. — *Hémiplégie.*

H*** (Jean-Pierre), affecté d'hémiplégie du côté droit, à la suite d'une forte attaque d'apoplexie, qui fut traitée à la clinique, est sorti parfaitement guéri de son hémiplégie, après avoir pris quinze fumigations sulfureuses.

9.ᵉ OBSERVATION. — *Hémiplégie.*

R*** (Jean), affecté d'hémiplégie du côté gauche, accompagnée d'un commencement d'aberration des facultés intellectuelles par suite de la masturbation, est sorti guéri après avoir pris cinquante-six fumigations. Le rétablissement des facultés intellectuelles a suivi celui des mouvemens des membres paralysés ; cependant il est resté dans ces parties un état de faiblesse dépendant, sans doute, des manœuvres pernicieuses auxquelles le malade continuait à se livrer.

10.e OBSERVATION. — *Rhumatisme.*

T*** (Adélaïde), affectée, depuis six ans, de douleurs rhumatismales, a été soumise, à la clinique, aux fumigations sulfureuses ; elle est sortie guérie après avoir pris trente-trois fumigations.

11.e OBSERVATION. — *Goutte sciatique.*

L*** (Charles-François), affecté d'une névralgie sciatique, fut soumis aux fumigations sulfureuses le 15 juillet 1815 ; il est sorti guéri le 5 août, après avoir pris vingt-une fumigations.

12.e OBSERVATION. — *Dartres croûteuses.*

B*** (Marie), affectée de dartres croûteuses, avec des crevasses assez profondes aux mains, fut soumise aux fumigations le 2 juin 1815 ; elle a pris trente-deux fumigations, et est sortie parfaitement guérie.

13.e OBSERVATION. — *Hémiplégie.*

B*** (Marie-Clotilde), femme veuve, âgée de cinquante ans et demi, fut frappée, au commencement de février 1815, d'une apoplexie qui fut suivie bientôt de la paralysie du bras droit et du membre abdominal du même côté. L'usage d'une saignée copieuse au bras gauche, des sangsues à l'anus, des bains de pieds fortement synapisés, d'un vomitif, l'application de vésicatoires à la nuque et à la jambe droite, ne purent retirer cette malade de son état de léthargie. L'emploi d'un moxa sur la région pariétale gauche, les frictions avec le liniment ammoniacal, furent les seuls moyens qui influèrent avantageusement sur cette maladie ; mais l'hémiplégie persista, et la malade entra à l'hospice clinique de la faculté, le 21 avril 1815, pour y être soumise aux fumigations sulfureuses. Elle présentait alors les symptômes suivans : légère distorsion à gauche de la bouche et de la langue, difficulté très-grande de parler, perte de mémoire presque complète, fonctions intellectuelles légèrement altérées, état complet de paralysie et tuméfaction de toutes les extrémités droites, flexion permanente des doigts dans la paume de la main.

Après trente fumigations, la jambe avait repris son volume et son mouvement ordinaire; le bras du même côté était désenflé, le mouvement en était encore difficile; mais la malade commençait à redresser ses doigts: la parole était encore gênée. A la trente-quatrième fumigation, la malade put porter sa main à la tête. Depuis cette époque jusqu'à celle de sa sortie, le 7 août 1815, l'état de cette malade n'a rien présenté de bien remarquable; seulement quelques douleurs assez vives dans la région lombaire, qui ont nécessité l'emploi de quelques fumigations aqueuses, ont été le prélude du retour de tous les mouvemens et de la guérison complète de la malade, dont la mémoire et les facultés intellectuelles ont aussi été rétablies: on peut évaluer de soixante-dix à quatre-vingts fumigations le nombre qui a été employé pour le traitement de cette maladie.

Arrêté au nombre de treize Observations.

Signé LEROUX.

II.e RAPPORT.

SÉANCE du 31 Août 1815.

Par une lettre en date du 13 avril 1813, Son Excellence le Ministre de l'intérieur a chargé la Faculté de s'occuper d'expériences positives, afin de reconnaître quels avantages l'art de guérir pourrait retirer des diverses méthodes nouvellement proposées pour le traitement de la gale.

La Faculté a nommé une commission, qui a suivi ces expériences sur les diverses méthodes comparées entre elles, et cette commission en a rendu compte.

M. Galés, d'après la théorie qu'il a cru devoir adopter sur la cause de la gale, théorie fondée sur l'existence d'un insecte, chercha un moyen de tuer l'insecte de la gale : le soufre, dont les vertus antipsoriques étaient déjà reconnues, fut la substance qui lui parut la plus convenable ; mais son application sur le corps par l'intermède de l'axonge entraînait des inconvéniens, soit sous le rapport thérapeutique, soit sous le rapport économique ; inconvéniens qui avaient engagé le Gouvernement à appeler l'attention des médecins sur ce point médical. La vapeur du soufre en combustion fut le moyen qui lui parut le plus convenable. Franck avait déjà proposé vaguement d'employer la vapeur du soufre ; mais M. Galés a été le premier à en faire un usage réfléchi. Il fit ses premiers essais par le moyen de la bassinoire, qui, quoique avantageux puisqu'il guérit trois cent trente-cinq galeux (1), lui présenta des inconvéniens dus à l'imperfection du mode d'application.

Il parvint à établir un nouvel appareil fumigatoire que le temps et l'expérience lui ont fait successivement perfec-

(1) *Voyez* le Rapport de M. Mourgue, la Lettre d'envoi de malades de MM. Chamsru et Prat, le Certificat de M. Bailly, sous les n.os 1, 2 et 3.

tionner. Il le construisit de manière à remplir toutes les conditions qu'il se proposait ; et s'il doit par la suite recevoir des modifications, elles ne pourront point s'écarter des principes qui ont guidé l'auteur dans sa construction.

Les avantages multipliés que M. Galés retirait de sa méthode, avaient engagé M. le docteur Duchanoy, membre de la commission des hospices civils, chargé du service de santé, à faire constater d'une manière authentique les succès obtenus par ce nouveau mode de traiter la gale (1). Des expériences comparatives furent faites avec les procédés ordinaires.

MM. Delaporte et Ruffin, médecin et chirurgien en chef de l'hôpital Saint-Louis, reconnurent, d'après les expériences qui furent faites, que les fumigations sulfureuses avaient la supériorité (2). Le résultat de ces expériences fut soumis à M. Mourgue, membre du conseil de l'administration des hospices civils, et chargé de la surveillance de l'hôpital Saint-Louis. D'après son rapport, adressé au conseil général (3), il fut décidé qu'un jury médical composé de MM. Pinel, Dubois, Esparron, Tartra et Bouillon-Lagrange, suivrait ces expériences pour en constater plus authentiquement les résultats. Les conclusions de ce jury furent toutes à l'avantage de M. Galés, tant par rapport à l'efficacité et à l'innocuité de sa méthode, que par rapport à l'économie qu'elle présente. Ces expériences firent même pressentir à ces messieurs que si l'emploi des fumigations sulfureuses était si avantageux pour le traitement de la gale, ce procédé pouvait encore être employé contre d'autres affections de la peau (4). M. Mourgue envoya au conseil des hôpitaux le travail de ce jury, qui l'adressa au préfet de la Seine pour le

---

(1) *Voyez* pièce n.° 2.

(2) *Ibid.* n.° 3.

(3) *Ibid.* le Rapport de M. Mourgue, pièce n.° 3.

(4) *Ibid.* le Rapport du jury.

faire passer à Son Excellence le Ministre de l'intérieur, afin de donner la plus grande publicité à cette méthode, et de provoquer l'attention du Gouvernement (1). Son Excellence le Ministre de l'intérieur renvoya toutes ces pièces à la faculté, en l'engageant à porter la plus grande attention sur cet objet.

Le dépouillement des procès-verbaux des expériences faites d'après la méthode de M. Galés, offre à votre commission les résultats suivans :

Sur douze galeux, trois employèrent chacun cinq jours pour leur guérison complète, trois autres huit jours, trois autres dix jours, et les trois derniers onze jours, ce qui fait pour le traitement de ces douze galeux cent deux jours, dont le terme moyen est de huit jours et demi pour chaque individu adulte.

3 guéris en cinq jours chacun........	15.
3 *idem* en huit *idem*...............	24.
3 *idem* en dix *idem*...............	30.
3 *idem* en onze *idem*..............	33.
12.	102.

Terme moyen pour la guérison huit jours et demi.

En calculant le peu de dépense qu'entraîne le procédé de M. Galés, on peut apprécier combien sa méthode, employée dans les grands établissemens, serait économique. Ces résultats déjà indiqués dans le mémoire de M. Galés, renvoyé par Son Excellence à la faculté, sont établis sur des pièces authentiques, et le prix des substances employées basé sur le cours ordinaire.

---

(1) *Voyez* l'Arrêté du conseil général d'administration des hospices civils de Paris, n.° 5.

(2) *Voyez* la Lettre de M. le Préfet de la Seine au Ministre de l'intérieur, n.° 6, et la Lettre de Son Excellence le Ministre de l'intérieur, n.° 7.

La méthode des fumigations sulfureuses, perfectionnée par M. Galés, est aussi sûre, plus expéditive et moins dispendieuse que les bains sulfureux, convient comme eux dans les hôpitaux, dans la pratique et dans les établissemens où un grand nombre de galeux se trouvent réunis.

Toutefois la commission ne croit pas devoir dissimuler que ces deux méthodes, quoique bonnes, ne peuvent être appliquées au service des camps et armées.

Arrêté cejourd'hui 22 août 1815.

Les Membres de la commission,

Signé PERCY, J. J. LEROUX, RICHERAND et DUPUYTREN.

La faculté, après avoir entendu la lecture du présent rapport, l'adopte en entier et arrête que copie en sera adressée à Son Excellence le Ministre de l'intérieur.

Pour copie conforme :

Le Doyen de la Faculté, signé J. J. LEROUX.

RAPPORT

Fait par M. Leroux, *Doyen et Professeur de clinique interne de la Faculté de Médecine de Paris*, *et MM.* Hallé, A.ne Dubois, Pinel *et* Dupuytren, *Professeurs.*

Les fumigations sulfureuses que M. Galés a mis le premier en usage dans la pratique de la médecine pour guérir les maladies de la peau, est un moyen qui, dans plusieurs cas, s'est montré plus efficace que ceux qui ont été employés jusqu'à présent, tels que les sucs et les apozèmes auxquels on a donné le nom de dépuratifs, le mercure à l'intérieur et à l'extérieur, les préparations d'antimoine, le soufre pur pris à l'intérieur et ses préparations usitées, comme les bols, les pastilles, les bains sulfureux, naturels ou artificiels, les douches de même nature, &c.

Les avantages que nous avons vu retirer de la méthode de M. Galés sont fondés sur des observations recueillies la plupart sous nos yeux. Plusieurs des malades qui en font le sujet avaient été traités infructueusement par les divers moyens dont nous venons de parler, et particulièrement par les bains sulfureux et même par les douches avec les eaux sulfureuses.

Cette nouvelle méthode nous a offert, de plus, deux genres de succès importans pour la pratique de la médecine, en ce qui concerne encore les affections herpétiques.

C'est ainsi que par les fumigations sulfureuses on est parvenu à guérir, même des dartres héréditaires, ou qui, existant depuis le bas âge, semblaient être devenues par leur ancienneté tellement inhérentes à l'économie des malades, que l'on ne pouvait que désespérer de leur guérison ; maladies qui avaient aussi été déjà infructueusement combattues par un grand nombre de moyens.

Nous avons vu aussi les maladies de la peau entées sur le virus vénérien, dont on n'avait pu obtenir la guérison par l'usage des sudorifiques et du mercure administré sous plusieurs formes et à différentes époques, guérir promptement par un léger traitement antisiphilitique, lorsque les malades ont été soumis préalablement aux fumigations sulfureuses.

Ces fumigations, paraissant porter un effet excitant sur le système lymphatique, ont été aussi employées par M. Galés pour combattre quelques affections qui dépendent du manque de ton de ce système, telles que les scrofules et certains engorgemens.

M. Galés a été aussi conduit par l'expérience à employer sa méthode dans des cas particuliers de goutte, de rhumatismes et de paralysie, et l'a fait plusieurs fois avec succès.

Mais d'après l'aveu de M. Galés et d'après ce que nous avons observé, les fumigations n'ont pas produit une réussite aussi constante et toujours aussi complète pour la guérison de la goutte que pour les affections de la peau; cependant les goutteux qui en font usage nous ont souvent présenté de l'amélioration dans leur état : plusieurs ont été totalement guéris, et c'est sur-tout lorsque la goutte était atonique et ancienne que l'on a pu en obtenir la guérison.

M. Galés, par sa méthode, a guéri plus facilement les affections rhumatismales, et c'est encore lorsque, comme la goutte, elles avaient un caractère chronique.

Le succès des fumigations sulfureuses nous a paru plus constant contre la paralysie, même quand cette affection succédait à l'apoplexie.

En donnant le résultat de nos observations, et encore d'après l'aveu de M. Galés, nous ne craignons pas d'indiquer l'inefficacité, dans certains cas, de l'emploi des fumigations sulfureuses ; mais les réussites constantes que l'on en a obtenues pour les affections de la peau et les avantages que la pratique en a déjà retirés pour le traitement d'autres maladies, avantages que le temps et de nouvelles expériences peuvent encore étendre, déposent en faveur de cette méthode; et nous devons le dire, si l'efficacité n'a pas toujours été la même, l'innocuité n'a été démentie par aucun accident; bien entendu en y ajoutant les précautions qu'exigent des effets immédiats et que tout médecin doit aisément préjuger d'après la nature de ces effets.

Signé LEROUX, HALLÉ, A.ne DUBOIS, PINEL et DUPUYTREN.

PIÈCES JUSTIFICATIVES.

[N.° 1.]

HÔPITAL SAINT-LOUIS.

JE soussigné, agent de surveillance de l'hôpital Saint-Louis, certifie que, sur trois cent trente-cinq galeux traités par les fumigations sulfureuses et constatés par MM. Delaporte et Ruffin, médecin et chirurgien en chef de cet hôpital, il n'en est rentré qu'un seul, le nommé Barry, entré à l'hôpital le 31 octobre 1812, et rentré cinq mois après pour la même maladie.

Paris, le 3 mai 1813.

Signé BAILLY.

[N.° 2.]

Paris, le 1.er Mai 1813.

Les membres du bureau central d'admission dans les hôpitaux civils de Paris, déclarent qu'en vertu de l'arrêté du conseil général des hospices civils de Paris, en date du 17 mars dernier, ils ont, depuis cette époque, choisi, toutes les semaines, les galeux les plus gravement affectés, pour être soumis au traitement par les fumigations du soufre, lesquels galeux ont été dirigés *ad hoc* sur l'hôpital Saint-Louis.

Signé CHAMSRU, PRAT.

[N.° 3.]

RAPPORT fait au Conseil général de l'Administration des Hospices civils de Paris, par M. MOURGUE, l'un de ses Membres, chargé de la surveillance spéciale de l'hôpital Saint-Louis.

(SÉANCE du 8 Juin 1813.)

Depuis que des raisons de santé m'ont empêché d'assister à vos séances si intéressantes, il s'est présenté une circonstance qui m'a procuré la satisfaction de contribuer à la connaissance et à la certitude d'un moyen de guérison prompt et presque sans dépense, de la maladie la plus répandue, non-seulement en France, mais même dans le monde habité.

M. Galés, docteur en médecine et pharmacien en chef de l'hôpital Saint-Louis, dans une thèse qu'il a publiée, et distribuée à chacun des membres du conseil, a démontré, pour cause de la gale, l'existence d'un petit insecte microscopique. L'existence de cet insecte était déjà connue; mais M. Galés l'a mise dans la plus grande évidence. Cette évidence l'a conduit à penser qu'en asphyxiant cet insecte, on parviendrait à une prompte guérison de la gale : en conséquence de cette idée, il fit quelques essais assez informes de vapeurs sulfureuses. Quelque faibles que fussent ces premières tentatives, elles réussirent à guérir environ trois cents galeux, sur lesquels il est à remarquer qu'il n'en est rentré qu'un seul à l'hôpital Saint-Louis. Ces heureux essais furent constatés, en grande partie, par des essais comparatifs avec les méthodes usitées jusque-là dans cet hôpital. Il en fut dressé des procès-verbaux par un membre de la commission administrative et par les officiers de santé de l'hôpital Saint-Louis, qui avaient suivi ces expériences comparatives.

Malgré l'évidence du fait, il y eut des oppositions, des contradictions. Cependant les conséquences de cette méthode de guérison me parurent si importantes, et pour toutes les provinces de l'Empire français, et pour les armées, et pour la marine, que je desirai de les mettre dans une telle évidence qu'elles ne pussent présenter aucun doute.

Pour cet effet, je voulus faire constater les effets de cette méthode curative par un jury composé de gens de l'art, dont les noms, la science et la réputation ne laissassent rien à desirer.

Je désignai M. Pinel, membre de l'institut, médecin en chef à l'hospice de la Salpêtrière ; M. le baron Dubois, professeur de chirurgie et d'accouchement; M. Esparron, premier médecin du troisième dispensaire; M. Tartra, chirurgien en chef du premier dispensaire, et M. le professeur Bouillon - Lagrange, docteur en médecine et chimiste très-distingué.

Je priai le membre de la commission administrative chargé du service de santé, de présenter au conseil et l'historique de ce qui avait été fait jusque-là, et ma désignation des membres du jury. Le conseil a bien voulu accepter cette désignation, par son arrêté du 17 mars 1813, en y adjoignant les officiers de santé de l'hôpital Saint-Louis qui voudraient assister aux séances.

MM. les membres du jury se sont réunis avec une assiduité exemplaire, qui indique combien ils apprécient l'importance de cette méthode. Ils ont procédé à des expériences très-variées, qui leur ont démontré l'efficacité du remède, quoiqu'il n'eût été employé qu'avec une machine qui a besoin de beaucoup de rectifications.

Ils ont dressé un procès-verbal très-circonstancié, qui ne laisse rien à desirer, et dont je dois faire connaître les conclusions au conseil.

CONCLUSIONS DU RAPPORT DU JURY.

Le jury conclut de toutes les expériences qu'il a vu faire et suivies sur le traitement de la gale, et d'autres maladies chroniques et éruptives, par les fumigations sulfureuses,

« Que l'efficacité et l'innocuité de ce traitement sont suffisamment constatées;

» Qu'il peut et doit être admis dans la pratique; qu'il peut mériter la préférence sur tous les autres;

» Qu'il importe de le faire connaître, de le propager, de l'établir dans les hôpitaux, spécialement pour le traitement de la gale; de l'indiquer aux gens de l'art comme un excellent auxiliaire dans les maladies cutanées, chroniques et éruptives;

» De l'établir à bord des vaisseaux, dans les camps, à la suite des armées, dans les prisons, les casernes, &c. &c.

» Qu'il est à desirer qu'il se forme des établissemens publics pour l'administration de ce moyen, et pour que tous les particuliers puissent profiter de ces avantages. »

J'ai l'honneur de présenter au conseil deux exemplaires réguliers de ces procès-verbaux; l'un pour être soumis à la connaissance des membres du conseil qui voudront bien s'en occuper, et ensuite remis dans les archives de l'administration.

Je propose de remettre l'autre à M. le baron préfet de la Seine, avec invitation de le transmettre à Son Excellence Monseigneur le Ministre de l'intérieur, en priant son Excellence de donner la plus grande publicité à cette méthode, d'une si grande importance par l'efficacité, l'économie du temps et celle des dépenses.

Signé MOURGUE.

[N.° 4.]

Paris, le 14 Juin 1813.

LE VICE-PRÉSIDENT du Conseil général de l'Administration des Hospices civils de Paris,

A M. GALÉS, Pharmacien en chef de l'hôpital Saint-Louis.

MONSIEUR, le conseil, qui a pris, dans sa séance dernière, communication du rapport du jury nommé par son arrêté du 17 mars dernier, pour suivre vos expériences sur le traitement de la gale à l'hospice Saint-Louis, m'a chargé de vous témoigner sa satisfaction. Le conseil a entendu la lecture des témoignages avantageux que tous les membres du jury ont rendus à l'emploi que vous faites d'un procédé nouveau; et desirant qu'il soit connu et propagé, il a ordonné l'envoi du rapport à M. le Préfet du département de la Seine, en l'invitant à le transmettre à Son Excellence le Ministre de l'intérieur.

Le conseil a de plus arrêté qu'il serait établi à l'hôpital Saint-Louis un traitement externe de la gale par les fumigations sulfureuses.

J'ai l'honneur de vous saluer.

Signé MARBOIS.

[N.° 5.]

PRÉFECTURE DU DÉPARTEMENT DE LA SEINE.

MONSEIGNEUR,

J'AI l'honneur de vous adresser, conformément au vœu exprimé dans la délibération du conseil des hôpitaux, en date du 9 de ce mois, un recueil de différentes pièces relatives aux expériences faites à l'hôpital Saint-Louis, à l'effet de constater la méthode proposée par M. Galés, docteur en médecine, pharmacien en chef dudit hôpital, pour le traitement et la guérison de la gale par les fumigations sulfureuses.

Votre Excellence remarquera sans doute, parmi ces pièces, le rapport du jury médical nommé par le conseil pour suivre les expériences dont il s'agit, et qui était composé de MM. Dubois, Pinel, Esparron, Tartra et Bouillon-Lagrange et MM. les médecin et chirurgien en chef de l'hôpital Saint-Louis.

Il résulte de ce rapport, « que l'efficacité et l'innocuité du procédé proposé par le docteur Galés sont constatées;

» Que toutes les espèces de gales cèdent également aux fumigations sulfureuses, et spécialement les gales invétérées;

» Que ces fumigations agissent très-puissamment sur les maladies cutanées, éruptives et chroniques, telles que les affections pédiculaires, les dartres, les pustules siphilitiques, le prurigo, la teigne &c. &c., et que ce moyen doit être considéré tout au moins comme un excellent auxiliaire dans le traitement de ces diverses maladies;

» Que le traitement de la gale par les fumigations sulfureuses n'exige aucun traitement additionnel, soit intérieur, soit extérieur, ni aucune autre sorte de régime particulier, et qu'il peut être administré aux malades, sans les détourner de leurs occupations et sans exiger leur séjour à l'hôpital, ce qui réduit la dépense de chaque guérison à vingt-six centimes environ;

» Qu'il importe de faire connaître ce traitement, de le propager, de l'établir dans les hôpitaux, à bord des vaisseaux, dans les camps, à la suite des armées, dans les prisons, les casernes, &c. &c.;

» Qu'enfin, il est à desirer qu'il se forme des établissemens publics pour l'administration de ce moyen, et pour que tous les particuliers puissent profiter de ses avantages. »

Un pareil jugement, porté par des hommes dont l'opinion est d'un si grand poids en pareille matière, doit faire considérer le procédé du docteur Galés, sinon comme une découverte, puisqu'on en trouve le germe dans quelques auteurs, au moins comme une application importante, comme un très-heureux développement des premières indications qui avaient été données par ces auteurs, sans qu'elles eussent produit jusqu'à ce moment aucun résultat digne d'être remarqué. M. Galés, d'ailleurs, a mis beaucoup de zèle et de désintéressement à faire connaître, dans tous leurs détails, des procédés qu'il n'a pu étudier sans y employer beaucoup de soins et de dépenses.

L'administration des hospices, qui déjà vient d'ordonner l'établissement d'un traitement externe de la gale à l'hôpital Saint-Louis, par les fumigations sulfureuses, s'empressera sans doute de reconnaître le service qui lui a été rendu par l'auteur de ce traitement, en le plaçant dans les hôpitaux de Paris au rang que ce beau travail lui donne dans la science. Mais les heureux effets de la méthode proposée par le docteur Galés ne se borneront point à ces établissemens; ils doivent naturellement s'étendre à toute la France, et c'est à votre Excellence qu'il appartient de proposer à Sa Majesté les récompenses qui peuvent être dues pour les services rendus à l'État.

Quoi qu'il en soit, vous jugerez, sans doute, Monseigneur, qu'on ne saurait donner trop de publicité à un remède qui offre des armes si sûres contre une maladie très-répandue et très-facilement contagieuse. Peut-être même jugerez-vous aussi qu'à cet effet il convient de faire imprimer et distribuer le Mémoire ci-joint, avec le Rapport du jury et les pièces à l'appui, comme un ouvrage qui instruirait complétement les gens de l'art de tout ce qu'ils doivent savoir pour pratiquer le traitement proposé, et qui d'ailleurs les mettrait sur la voie des moyens à employer pour en perfectionner le mécanisme. Votre Excellence peut apprécier quels seraient les avantages de cette publication, si elle veut bien jeter les yeux sur un rapport joint aux pièces, ce qui a été fait par le chirurgien du dépôt de mendicité du Taro au directeur de cet établissement. Sur la simple indication du plus imparfait des deux appareils employés par le docteur Galés, neuf malades ont été traités à Borgo-San-Donino par le moyen des fumigations sulfureuses, et toutes les neuf ont été guéries de la gale dans des temps dont la durée moyenne n'a pas excédé, pour chacune d'elles, quatre jours.

J'ai l'honneur de saluer votre Excellence,

Monseigneur,

Avec un profond respect.

Le Préfet de la Seine,

Signé CHABROL.

Le 18 Juin 1813.

[N.° 6.]

Paris, le 17 Juillet 1813.

LE MINISTRE DE L'INTÉRIEUR,

A MM. les Membres composant la Faculté de Médecine de Paris.

MESSIEURS, le sieur Galés, docteur en médecine et pharmacien de l'hôpital Saint-Louis, a été conduit, par les études et les recherches qu'il a faites sur la nature de la gale, à faire usage, pour la guérison de cette maladie, de fumigations sulfureuses.

D'après le succès qu'ont obtenu les premiers essais de ce mode de traitement, le conseil d'administration des hospices de Paris a cru devoir nommer un jury spécial pour en suivre et constater les effets.

Ce jury a été composé de MM. Pinel, Dubois, Esparron, Tartra et Bouillon-Lagrange, et il a suivi pendant environ deux mois, avec le plus grand soin, les expériences qui ont été faites par le sieur Galés sur environ soixante individus atteints de la gale et d'autres maladies cutanées et prurigineuses.

Presque tous les individus soumis aux expériences ont été complétement guéris, et le jury a donné les conclusions les plus favorables sur les avantages du mode de traitement employé par le sieur Galés.

Le conseil d'administration des hospices a décidé, d'après le rapport du jury, qu'il serait établi à l'hôpital Saint-Louis un traitement externe pour la gale par les fumigations sulfureuses; et en m'adressant ce rapport, et le Mémoire du sieur Galés sur son procédé, M. le Préfet du département de la Seine m'a prié d'appeler sur ce médecin les faveurs du Gouvernement. Il m'a en même temps proposé de faire imprimer le Mémoire du sieur Galés et les pièces à l'appui, pour répandre dans tout l'Empire le mode de traitement dont il s'agit.

Quelque confiance que l'on doive ajouter à des résultats constatés par les hommes composant le jury qui a suivi les expériences du procédé du sieur Galés, je n'ai pas voulu, Messieurs, donner à ce procédé et au succès qu'il a obtenu la publicité que l'on me proposait, avant de connaître votre opinion sur ce succès et sur les conclusions qui en ont été tirées.

Je vous transmets, en conséquence, ci-joint, le Mémoire du sieur Galés et le rapport du jury, avec les diverses pièces qui m'ont été adressées à l'appui, et je vous invite à me présenter, avec quelques détails, votre avis motivé sur les divers avantages attribués au mode de traitement du sieur Galés, et sur les droits que peut avoir ce médecin aux faveurs du Gouvernement.

Je vous serai obligé d'accélérer le plus possible votre travail à ce sujet.

Recevez, Messieurs, l'assurance de mes sentimens distingués

Signé MONTALIVET.

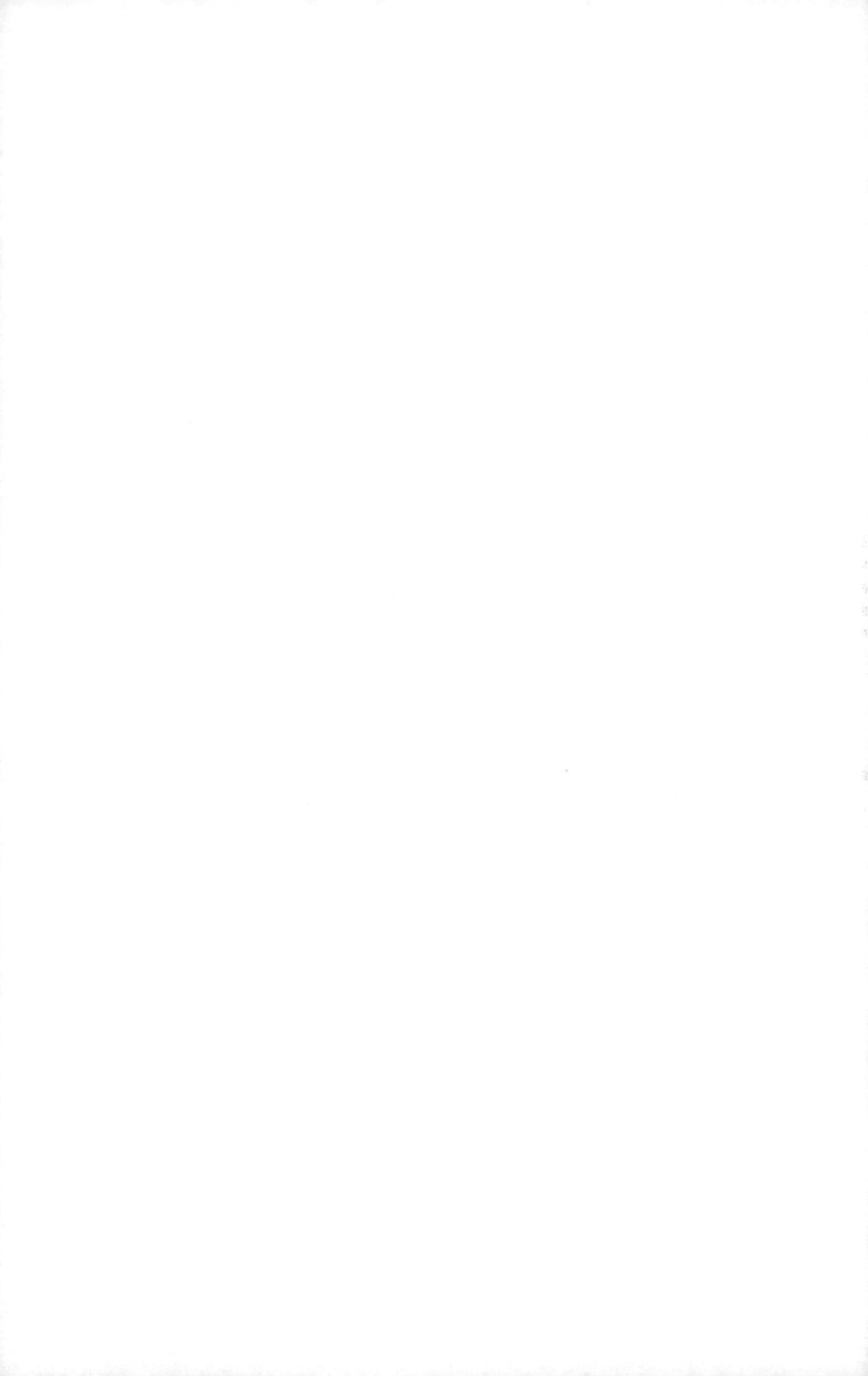

EXPLICATION DES PLANCHES.

PLANCHE I.re

a. GRILLE sur laquelle brûle le charbon ou le bois.

b. Trou servant à jeter du soufre sur une plaque de fonte marquée *n* de la coupe sur la ligne CD, ou à y laisser tomber de l'eau goutte à goutte.

c. Marches servant à monter dans l'appareil.

d. Trou servant à nettoyer la plaque de fonte.

e. Tuyau servant à rejeter la fumée hors de l'appareil.

f. Tuyaux par où s'échappe la vapeur.

g. Réservoir de vapeur.

h. Foyer.

i. Cendrier.

j. Entrée de l'appareil.

k. Partie circulaire par laquelle le malade passe la tête hors de l'appareil, qui est recouverte ensuite par un capuchon.

l. Tuyau de cuir dont l'extrémité est en fer-blanc, au moyen duquel le malade peut diriger la vapeur à volonté sur des parties isolées du corps.

m. Trou servant à nettoyer le tuyau qui conduit la fumée hors de l'appareil.

n. Plaque en fonte, marquée *n*, distante de la grille de quatre pouces, et de deux pouces au-dessous la dalle marquée *q*, et du massif à partir de la grille jusqu'à l'extrémité de l'appareil.

o. Système de tuyaux placés au fond de la boîte, l'un servant à conduire la fumée au-dehors, et les deux autres à vider la boîte des vapeurs qu'elle contient.

p. Gants servant à passer les mains du malade.

q. Dalle percée de plusieurs trous afin de laisser échapper les vapeurs, et sur laquelle roule la chaise du malade : on voit cette dalle dans la figure marquée n.º 2.

r. Passage du tuyau pour donner une fumigation locale.

s. Tuyau de cuir élastique adapté à un entonnoir placé à la partie supérieure de l'appareil, près de la fermeture; ce conduit servant à diriger la vapeur sulfureuse sur la figure, au moyen d'un petit réservoir en forme de demi-boîte, pour appliquer la vapeur sur une des parties de la face. De cette demi-boîte part un autre conduit servant à dégager la vapeur sulfureuse dans le tuyau commun.

t. Thermomètre servant à connaître les degrés de chaleur de l'appareil.

PLANCHE II.

APPAREIL fumigatoire présenté sous la coupe verticale selon la ligne CD *du Plan.*

J. Dalle en pierre, percée à jour d'une multitude de trous, servant à laisser répandre dans l'appareil la vapeur qui se dégage du réservoir marqué M.

M. Réservoir de vapeur.

N. Intérieur de l'appareil.

O. Partie circulaire par où le malade passe la tête hors de l'appareil.

P. Tuyau servant de dégagement à la vapeur contenue dans l'appareil.

R. Tuyau prenant la fumée du foyer marqué K.

S. Entonnoir servant à faire égoutter de l'eau ou tout autre liquide sur la plaque de fonte.

T. Grille sur laquelle se fait le feu entretenant la chaleur dans l'appareil.

V. Cendrier.

PLAN selon la ligne AB *de la coupe verticale de l'appareil.*

E. Dalle de pierre, percée à jour d'une multitude de trous, afin de laisser répandre la vapeur dans l'appareil ainsi que le calorique.

F. Couverture du poêle.

G. Entonnoir servant à laisser égoutter de l'eau ou toute autre substance liquide sur la plaque de fonte.

H. Tuyau recevant la fumée du foyer marqué K de la coupe pour la conduire hors de l'appareil.

J. Porte de l'appareil.

PROGRAMME de la façade du poêle.

X. Entonnoir pour faire égoutter de l'eau ou tout autre liquide sur la plaque de fonte.

Y. Porte pour introduire les substances médicamenteuses dans l'appareil.

Z. Porte du cendrier.

&. Porte du foyer de l'appareil.

PLANCHE III.

1. Partie sphérique qui reçoit et distribue la vapeur dans l'appareil.
2. Trous des tuyaux de vapeur.
3. Tuyaux de distribution de la chaleur.

4. Marches pour monter dans l'appareil.

a. Tuyau de chaleur.

b. Grillage en bois afin de communiquer la vapeur dans l'appareil.

c. Portes par lesquelles les malades entrent dans l'appareil.

d. Escalier pour monter dans l'appareil et aller au fourneau.

e. Encaissemens par lesquels passent les tuyanx de chaleur, et où on la conserve ainsi lorsqu'on opère le changement des malades.

f. Fourneau placé sur l'appareil.

g. Cendrier.

h. Porte du foyer.

i. Porte du réservoir de vapeur.

l. Tuyaux de chaleur, les mêmes que ceux marqués *a* du plan sur la ligne AB.

m. Tuyau de vapeur.

n. Sortie de la vapeur qui a parcouru l'armoire marquée *p* renfermant les habits à désinfecter.

o. Sortie de la fumée.

p. Armoire servant à désinfecter les habits des malades : une partie de l'armoire est ouverte et laisse voir les habits ; l'autre est fermée.

q. Tuyau tronqué d'une cheminée qui reçoit en même temps la vapeur, la chaleur et la fumée dégagées hors de l'appareil.

s. Partie circulaire par où le malade passe la tête hors de l'appareil.

t. Siége sur lequel le malade est assis en prenant une fumigation.

DESCRIPTION DE L'APPAREIL

DESTINÉ À FUMIGER QUATORZE PERSONNES.

Cet appareil est composé, 1.° d'un fourneau ; 2.° d'une boîte.

1.° Le fourneau a la forme d'un carré long ; il est composé d'un poêle qui lui-même est formé *d'un cendrier, d'un foyer et d'un réservoir de vapeur.* Quatre tuyaux destinés à porter la chaleur dans la boîte et la fumée du foyer au-dehors. Ces quatre tuyaux, après être entrés dans la boîte, sont coudés et aboutissent à d'autres tuyaux ayant une direction horizontale portant la chaleur dans toute la boîte. Des extrémités de ces derniers tuyaux en partent deux autres, qui se dirigent d'abord verticalement pour sortir hors de la boîte, et prennent ensuite une direction oblique pour aller aboutir dans une cheminée où la fumée va se perdre. Du réservoir de vapeur part un autre tuyau qui va aboutir à une partie sphérique, qui reçoit la vapeur sulfureuse pour être distribuée par d'autres tuyaux, percés de distance en distance, traversant le fond de la boîte, en long et en large, et se promenant tout autour de ce même fond. Au haut des deux extrémités de la boîte sont placés deux tuyaux de vapeur qui, à leur naissance dans l'intérieur, ont la forme d'entonnoir. Ces tuyaux, à leur sortie de la boîte, se dirigent d'abord perpendiculairement, prennent ensuite une direction horizontale pour aller aboutir dans les tuyaux destinés à rejeter la fumée au-dehors. A ces derniers tuyaux, ainsi qu'à ceux dont on vient de parler, sont adaptées des clefs, soit pour retenir la chaleur, soit pour retenir la vapeur.

2.° Comme dans le petit appareil, la boîte, de la forme d'un carré long, est formée d'un châssis en bois de chêne, dont les vides sont remplis avec du plâtre.

Sur le massif du fourneau sont placés, de distance en distance, des encaissemens en tôle ayant la forme d'un losange ; ils servent de réservoir de chaleur, cette chaleur leur étant portée par les tuyaux venant du foyer, et qui les traverse. Pour retenir davantage de chaleur, on pourrait remplir ces encaissemens avec de la poussière de charbon de bois.

Sur ce même massif, et au-dessus des tuyaux de vapeur, sont placés des treillages en bois se démontant isolément, et sur lesquels les pieds des malades se reposent. Sont aussi placés, en pente et aux pieds des malades, des treillages servant à les garantir de la chaleur des tuyaux. A la partie antérieure de la boîte, sont des portes destinées à y introduire les malades. A ces portes sont placées des espèces de stales pour asseoir les malades. Sur les parties supérieures de la boîte sont pratiquées d'autres portes percées d'une ouverture circulaire, autour de laquelle est adapté un capuchon qui se rabat sur la tête du malade, et qui s'y maintient par une courroie, comme dans le petit appareil. Toutes ces portes sont fermées par des crochets en fer.

On pourrait placer aussi à ce grand appareil un thermomètre, pour connaître les degrés de chaleur.

FIN.

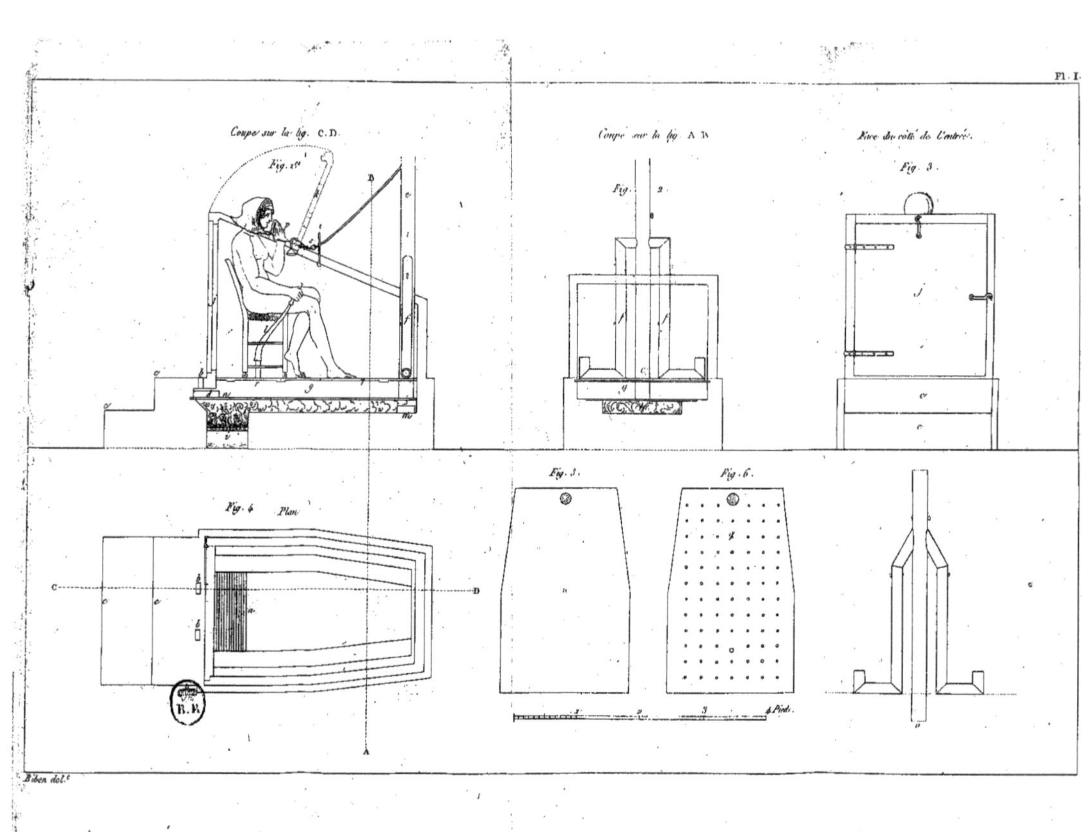
Pl. I.
Coupe sur la lig. C.D.
Fig. 1re
Coupe sur la lig. A.B.
Fig. 2
Face du côté de l'entrée.
Fig. 3.
Fig. 4 Plan
Fig. 5.
Fig. 6.
4 Pieds.
Biben del.t

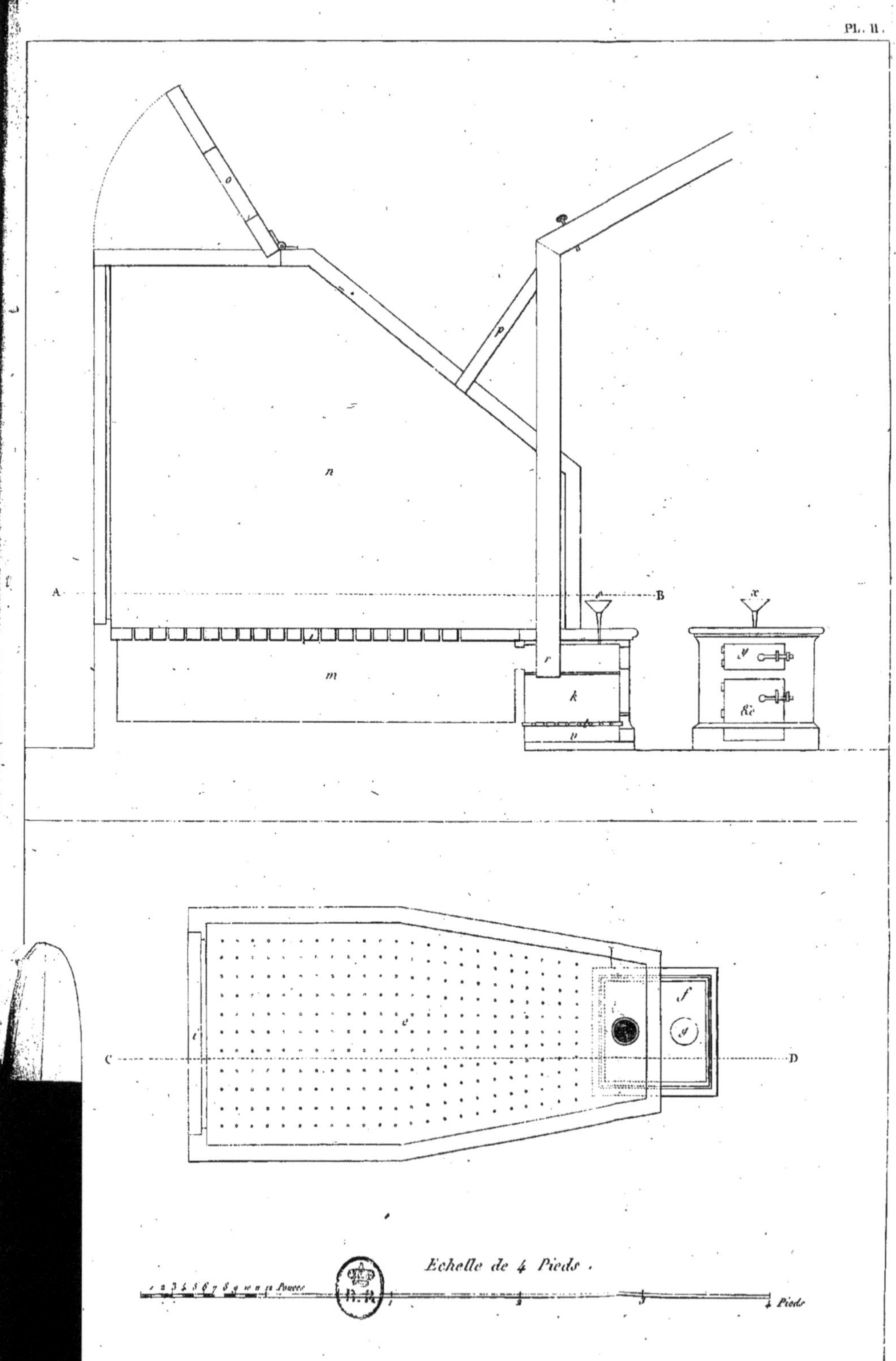

Dardeleux Sculp.

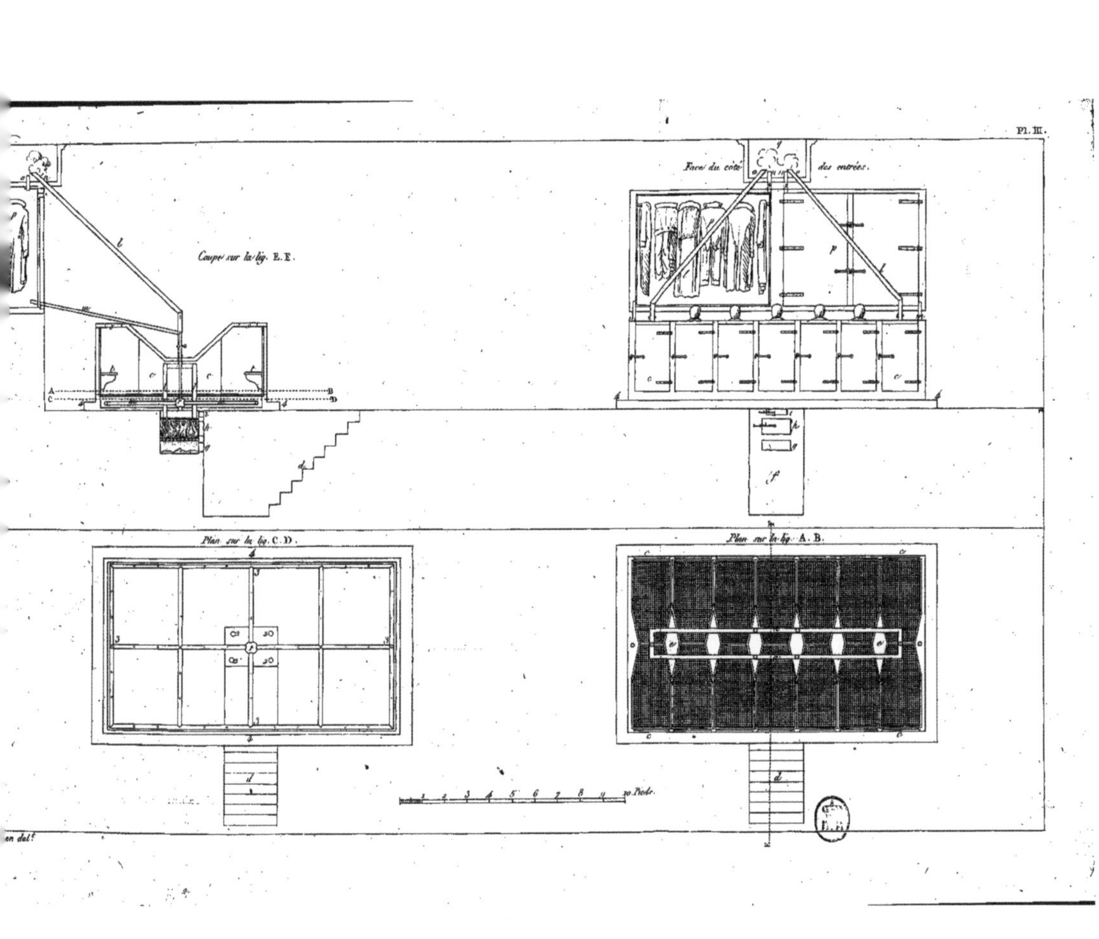
Coupe sur la lig. E. F.
Face du côté des entrées.
Plan sur la lig. C. D.
Plan sur la lig. A. B.
10 Pieds.
on del.

www.ingramcontent.com/pod-product-compliance
Ingram Content Group UK Ltd.
Pitfield, Milton Keynes, MK11 3LW, UK
UKHW021119220726
13924UKWH00004B/1796

9 782019 971656